少儿脊柱侧弯
运动防治方法

崔巴特尔　陈玉娟　李　立

刘　强　贾富池　胡雯雯　著

河北科学技术出版社

图书在版编目（CIP）数据

少儿脊柱侧弯运动防治方法 / 崔巴特尔等著. -- 石
家庄：河北科学技术出版社，2024.4
ISBN 978-7-5717-2044-5

Ⅰ．①少… Ⅱ．①崔… Ⅲ．①小儿疾病－脊柱畸形－
运动疗法 Ⅳ．①R726.2

中国国家版本馆CIP数据核字(2024)第092724号

少儿脊柱侧弯运动防治方法
SHAO'ER JIZHU CEWAN YUNDONG FANGZHI FANGFA

崔巴特尔　陈玉娟　李　立　刘　强　贾富池　胡雯雯　著

责任编辑	王文静	
责任校对	李嘉腾	
美术编辑	张　帆	
封面设计	优盛文化	
出版发行	河北科学技术出版社	
地　　址	石家庄市友谊北大街330号（邮编：050061）	
印　　刷	河北万卷印刷有限公司	
开　　本	710mm×1000mm　1/16	
印　　张	9.5	
字　　数	150千字	
版　　次	2024年4月第1版	
印　　次	2024年4月第1次印刷	
书　　号	ISBN 978-7-5717-2044-5	
定　　价	68.00元	

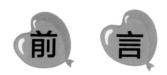

前　言

　　2016 年,《"健康中国 2030"规划纲要》(以下简称《纲要》)印发并实施,该《纲要》从生活方式、健康知识及技能、健康监测、健康教育等方面加大建设力度,实现"体医融合"的推广,体医之间互相启发、互相引导,重新认识健康、认识疾病。"体医融合"是促进国民健康水平提升,实现"健康中国 2030"的必然趋势。在此趋势指导下,少儿脊柱侧弯问题已成为体育领域与医疗卫生领域共同关注的课题。2019年,中华人民共和国国家卫生健康委员会办公厅在《全国学生常见病和健康影响因素监测与干预工作方案》中指出,脊柱侧弯、龋齿、肥胖、近视等已成为危害青少年健康的常见疾病。在互联网及经济迅速发展的今天,随着电子产品的普及、学业负担加重、不正确的生活习惯,脊柱侧弯患病率呈现增高的趋势,且日渐趋于低龄化。根据中华预防医学会流行病学数据得出,目前我国中小学生脊柱侧弯人数已经超过 500 万,且还在以每年 30 万左右的速度递增。为此,在《纲要》指引下,中华人民共和国教育部(以下简称"教育部")已将脊柱侧弯列为重点筛查项目。

　　脊柱侧弯是脊柱健康问题中常见的病症,可引起青少儿明显的局部畸形、胸腔和腹腔容量减少,甚至产生神经、呼吸、消化功能的损害等问题。一旦 Cobb 角 > 40°,临床上则主要通过手术治疗,但风险较高。

手术治疗的固件安装会阻止处于生长发育期青少儿脊柱的纵向生长，加之环境影响和人体生长发育等原因，矫正器械会发生变形，对患者形成二次伤害，导致病情恶化。这样的手术一般在患者成年前要进行多次，有可能会导致肢体病变、躯干致残等并发症。近年来，德国施罗斯脊柱侧弯矫正体系、法国里昂脊柱侧弯运动疗法、意大利 SEAS 脊柱侧弯运动疗法、波兰 FITS 脊柱侧弯运动疗法的引入，为我国脊柱侧弯的运动疗法提供了很好的借鉴。运动疗法不仅不会对少儿患者造成更大的伤害，还能有效促进少儿的生长发育和身体健康水平。但当前运动防治少儿脊柱侧弯在我国并没有形成一套完整的体系，为有效防治我国少儿脊柱侧弯问题，本书在教育部人文社会科学研究规划基金项目"'健康中国'战略——少儿脊柱侧弯运动防治体系研究（项目编号：21YJA890006）"经费的支持下，在《纲要》"体医融合"思路的指导下，探索建立了一套集防范与治疗于一体的少儿脊柱侧弯运动防治体系，让更多的中小学、幼儿园体育教师及学生家长系统掌握脊柱侧弯的防治方法，对于促进少儿健康成长，推进"健康中国2030"建设具有重要价值和意义。

在编写过程中，我们虽力求尽善尽美，但由于我们的水平和学识所限，书中难免存有疏漏和不妥之处，敬请广大读者批评指正。

崔巴特尔　陈玉娟　李　立

刘　强　贾富池　胡雯雯

2024 年 1 月

目录 CONTENS

第一篇

认识脊柱

第一节　脊柱的生长发育过程

一、产前发育过程

　　人类的受精卵一旦形成，随即进入卵裂过程。人类受精卵以有丝分裂的方式成为囊胚之后，经过原肠形成的形态发生过程，之后形成原肠胚，产生外胚层、中胚层与内胚层的组合，由这三种胚层形成各种细胞以及各种器官。胚胎 2 月龄时，三个胚层开始分化；在第 7 周时，神经管出现，后端部分形成脊髓；3 月龄时，胚胎出现四肢、手、足等，所有器官原基基本上已经形成，其后只是内部细胞增殖使其体积增大；4 月龄时，胎儿两眼转入脸的正面，左右对称；5 月龄后，胎儿的骨骼和肌肉继续发育；7 月龄时，胎儿的骨骼开始钙化，关节清晰可见；8 月龄时，胎儿肌肉已发达，与神经中枢相互联系，具备某些运动功能。

　　构成人体对称结构的骨骼、肌肉均生发于中胚层，中胚层在脊索两旁从内侧向外侧依次分化为轴旁中胚层、间介中胚层和侧中胚层。紧邻脊索两侧的中胚层细胞迅速增殖，形成一对纵行的细胞索，即轴旁中胚层，该层裂为块状细胞团，称体节。体节左右成对，从颈部向尾侧依次形成。第 5 胎周时，体节全部形成，共 42 ~ 44 对，大部分中轴骨骼，如脊柱、肋骨及骨骼肌由体节分化而来。两侧对称的侧中胚层分裂为两层。与外胚层邻近的一层，称体壁中胚层，分化为体壁（包括肢体）的骨骼、肌肉、血管和结缔组织。在胚胎后期的生长发育过程中，对称性结构发育的控制机制为对侧调节，即身体一侧结构的生长状态可能会发出信号，影响对侧结构的生长。肢体除呈现对称性表观外，为维持正常的运动功能，人体结构还要保持整体纵向伸展的形态，即不能发生横向或三维方向的弯曲。肢体在纵向增长期间，必须调节胚胎的后侧，即脊柱的生长，以实现双侧的对称，如果这一过程产生缺陷，则会使躯干产生弯曲，导致左右结构的不对称。

在脊索动物的基础上，中胚层结缔组织纤维化形成了原始的脊柱（脊索）。脊索在力学的作用下发育成型，形成了包括脊柱、脊髓在内的，贯穿身体中轴的中轴骨及神经系统，支持着躯体和四肢，内脏器官则悬挂在脊柱前方和两侧。脊柱的进化在力学的作用下不断完善，经历了从软（脊索）到硬（脊椎）、椎骨数目从多到少的过程。

二、出生后发育过程

成年人正常脊柱在额状面上呈现一条垂直于地面的笔直的线，而在矢状面有一定的生理弧度。这样的弧度共有四个：颈椎和腰椎的弧度向前凸出，胸椎和骶尾部向后突出，形成颈、胸、腰、骶四个生理曲度。但脊柱的生理曲度并非生来就有，新生儿只有腰椎和骶椎的先天生理弧度，被称为第一弯曲，而后随动作发展和生长发育逐步形成四个生理曲度。

（一）第一阶段：0～1岁

这一阶段时间虽然很短，却是脊柱发展的黄金期，若这一时期脊柱发展不足，会对后续的脊柱健康产生难以挽回的影响。婴儿在0～3个月时，会躺在床上踢腿，做单腿上举或双腿上举动作，这些锻炼帮助宝宝强健腹部和腰部的肌肉群，保证腹部的器官在正确的位置。3个月时，婴儿腰腹部的肌肉已足够强壮，能够支撑腹内的器官。婴儿开始学着翻身，翻过身以后不停地练习抬头，持续的抬头、低头练习会帮助婴儿强化颈部肌肉，同时发展出颈椎曲线——3～6个月是颈椎生理曲度形成的重要时期。接着，婴儿趴着开始尝试抬起上半身、抬起腿，这些动作可以很好地锻炼婴儿的背部肌肉。如果背部肌肉不强壮，当婴儿站立或者坐立的时候，下背部肌肉压力就会很大，腰椎会很容易受伤。通过不断抬起胸腔，背部肌肉会变得更加强健，6个月左右，婴儿就可以坐起来了，这是腰椎曲线形成的开始。坐起来后的婴儿会做脊柱扭转的动作，扭转的动作可以很好地放松脊柱的肌肉，增加血液循环，增强脊柱的功能，消除俯趴时背部肌肉的紧张感，进一步促进胸曲和腰曲的形成。婴儿在 8 个月左右的时候开始学习爬行，"爬"是促进婴儿脊柱发展、身体协调性，平衡左右脑发展的重要动作。爬行时的抬头可以进一步促进颈曲的形成，上下肢的协调配合与身体的左右扭转可以有效促进胸曲和腰曲的形成。所以，爬行是婴儿张拉整体结构、促进脊柱发展的重要阶段。婴儿到 1 岁站立行走后，在前后韧带和竖脊肌受力的作用下，脊柱为适应圆柱运动规律，维持中轴平衡，会逐渐促进脊柱生理曲度的形成，但功能尚需完善。

（二）第二阶段：1～7 岁

这一时期是脊柱生理曲度功能不断强化与发展的重要时期，这一时期的运动——走、跑、跳、攀、爬、滚、钻、悬垂、平衡等不仅可以有效发展脊柱周围的肌肉力量，而且可以不断提升脊柱的功能，使颈椎、腰椎的稳定性进一步增强，胸椎的灵活性进一步提升。不断发展强化的脊柱会引导身体将重力线传递至双足，以增强身体的稳定性。这一时期正好处于基本动作模式期，应有意识地促进儿童基本动作的发展，这对于他们脊柱的健康发展意义重大。如果这一时期儿童运动不足，基本动作发展不够，或过早从事长期的单侧运动（乒乓球、羽毛球、网球等），均可诱发脊柱侧弯。

（三）第三阶段：8～13 岁

这一阶段是防止脊柱侧弯的重要时期，因为这一阶段身高迅速增长，所以脊柱侧弯在这一时期发展得特别快——身高增长得越快，脊柱侧弯的进展就越快。因此，对于这一阶段儿童的脊柱侧弯问题一定要早发现、早治疗，在身高快速增长期积极治疗，将达到事半功倍的效果，这是比较好的矫正期。如果等骨骼发育接近成熟，矫治就很困难了，因为这一时期脊柱随少儿生长发育逐渐成熟，其成分逐渐由有机质和无机质的比例 5∶5 变为 3∶7，弹性逐步降低，硬度逐步增加，这一变化能够使后期脊柱保持良好的形态而不至于变形。但这一时期如果出现严重的脊柱侧弯而没有进行矫正，后续脊柱发育成熟再矫治就变得很困难。因此，在这一骨骼由软变硬的重要阶段，少儿从事的运动项目、日常坐姿、站姿、睡姿等均会对脊柱的生理曲度发展产生很大影响。例如，长期的舞蹈、芭蕾训练可使少儿的腰曲进一步增大，而胸曲减小或消失；日常坐姿、站姿不正，可导致弯腰驼背、头部前倾，引起胸椎后凸增大，颈曲减小或变直。所以，这一阶段一定要注意让少儿养成良好的生活习惯，并让少儿从事多项运动项目，尽量少参与单侧运动（乒乓球、羽毛球、网球等），直到 13 岁骨骼基本发育完全，脊柱的形态基本稳定。只有具备良好曲度的脊柱才能既有柔韧性、弹性，又有承重能力。

（四）第四阶段：14 ～ 20 岁

这一阶段是青少年向成人过渡的阶段，也是个体身心发展的重要时期，这一时期，个体的生理会发生巨大变化，身高、体重迅速增长，各脏器如心、肝、肺功能日趋成熟，各项指标接近或达到成人标准。男孩胡须长出，喉结突出，声音低沉，肌肉骨骼发育坚实，形成男性魁伟的体态；女孩骨盆变大，全身皮下脂肪增多，尤其是胸部、肩部等，形成女性丰满的体态。随着身体的发育成熟，骨骺愈合，身体停止生长，脊柱也日益稳定，不容易发生问题了。脊柱生理曲线随时间的发展变化如图 1-1 所示。

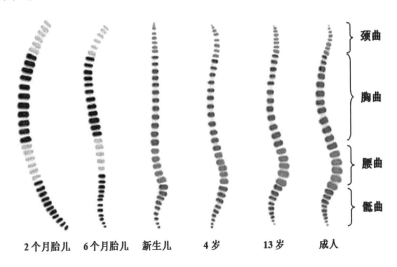

| 2个月胎儿 | 6个月胎儿 | 新生儿 | 4 岁 | 13 岁 | 成人 |

颈曲　胸曲　腰曲　骶曲

图 1-1　脊柱生理曲线随时间的发展变化

★ 小知识

颈曲：颈椎形成生理曲度后，后方肌肉为弓弦效应，颈椎的生理曲度对于维持颈部的肌肉平衡具有重要作用，能够对头部进行支撑，避免颅骨和大脑受到损伤。如果颈椎的生理曲度减小、消失，甚至反弓，颈部后方会出现肌肉酸胀、疼痛、僵硬的感觉。

胸曲：胸椎生理曲度向后凸，有利于维持胸廓，保护胸腔内心脏和两侧的肺脏，对于扩大胸腔的容积具有一定的作用。

腰曲：腰椎生理曲度向前凸，角度在40度～60度，有利于将身体的重心垂直线向后移，能够维护身体的平衡性，保证稳定的直立姿势，对脊柱和脊髓能够起到很好的保护作用。如果弯曲的角度减小，持续时间较长，腰椎后方的肌肉也会被相应拉长，从而产生局部酸痛的感觉。

骶曲：位于盆腔部位，能够在骶曲位置给予周围脏器足够的空间，具有减缓冲击力的作用，能够保护盆腔脏器减少外力冲击。

无论是上述哪个部位的生理曲度出现问题，都会导致脊柱异常，并产生相应的症状。脊柱的生理曲度对于维持日常的姿势平衡，以及脊柱的正常结构和功能十分重要。

第二节　脊柱的重要性

脊柱是一个由椎骨、骶骨和尾骨借助韧带、关节、椎间盘连接的立柱状的结构。正常人体的脊柱由 26 块椎骨组成，其中颈椎 7 块，胸椎 12 块，腰椎 5 块，腰椎下方有骶椎和尾椎各一块，如图 1-2 所示，骶尾骨与骨盆相连。每块椎骨之间有椎间盘隔开，像竹子一样一节一节的，使椎骨间具有一定的活动度。脊柱内包裹着脊髓，并在各个椎体的双侧发出神经，控制躯干、四肢的感觉、运动以及大小便，一旦脊柱出现问题，势必会导致整个神经中枢的传导受到抑制，或者是传输的信号受到影响，从而导致人体的动作不准确，使人产生神经受损、消化不良、心跳反常、肢体感觉障碍，以及腿脚麻木等问题。因此，脊柱的主要功能就是保护脊髓，维持人体活动和承载负荷。另外，人体的内脏器官全部悬挂在脊柱之上，脊柱出现问题，也会影响内脏器官的发育水平及功能。所以，脊柱保持正常的生理曲度，对人体至关重要。例如，颈曲的存在，能增加颈椎的弹性，减轻和缓冲重力的震荡，防止对脊髓和大脑的损伤；腰曲可以保持人体自身的稳定和平衡；胸曲和骶曲向后凸出，可以最大限度地扩大胸腔、盆腔脏器的容量。脊柱的 4 个生理曲度使脊柱如同一个弹簧，可以缓冲人在运动的时候从下肢传导上来的震荡，不会让颅脑跟着剧烈震动；分散由上半身带来的压力，预防运动带来的损伤。有正常生理曲度的脊柱要比没有曲度的脊柱更具稳定性，这是因为曲度加大了躯干中心在基底的面积。

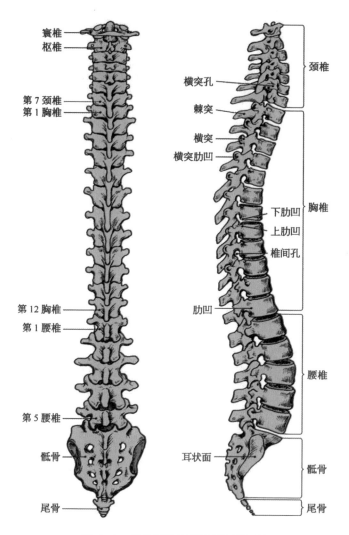

寰椎
枢椎
第 7 颈椎
第 1 胸椎
第 12 胸椎
第 1 腰椎
第 5 腰椎
骶骨
尾骨

横突孔
棘突
横突
横突肋凹
下肋凹
上肋凹
椎间孔
肋凹
耳状面

颈椎
胸椎
腰椎
骶骨
尾骨

图 1-2　正常脊柱的背面观和侧面观

　　现在社会变得越来越美好，但人们仍然面临巨大的健康问题。享受生活最重要的前提就是拥有一个健康的身体，拥有一个健康的身体也是每个人的追求。健康的脊柱也为人们拥有一个健康的身体提供了重要的保障，人们无论从事什么样的活动，都离不开脊柱这个中轴。然而，脊柱一旦出现了问题，就算问题再小，若选择忽视，任其长期发展，势必会对人们的学习、工作甚至生活产生较大的影响。人们通常以为，只有到了中老年时期，才会患有脊柱方面的疾病。事实上，脊柱健康问题在小学阶段就已经出现，尤其是 10 岁以后。脊柱侧弯一旦发生，若不加以重视与干预，进展是非常快的，而且患者一生都会被畸形脊柱带来的负面影响所困扰。小学生的骨骼缺少微量元素，因此比较柔软，很容易变形。虽然现如今的小学生在生活质量和营养状况等方面有了明显的改善，但是整体的身体素质呈现严重下滑的态势，并不利于脊柱的健康发育。

 小知识

颈腰曲的发育过程证明腰椎是结构力学和运动力学的基础，从功能决定形态的观点看，腰椎对颈椎、胸椎有直接的力学关系。

第三节 脊柱侧弯的概念及发生发展

一、脊柱侧弯的概念

脊柱侧弯又称为脊柱侧凸，是指脊柱全长内一个或数个节段偏离身体中线而向侧方弯曲，进而使脊柱形成一个弧状畸形的情况。脊柱侧弯患者往往会出现三维层面上椎体的旋转以及脊柱生理曲度的改变，包括矢状位、冠状位及轴位的脊柱椎体结构排列异常。也就是说，脊柱侧弯会引起脊柱在矢状面、额状面、水平面的变形，并伴随椎体旋转、脊柱扭转、平背等一系列的脊柱异常，呈现出三维的脊柱畸形。

二、脊柱侧弯的发生发展

（一）先天性脊柱侧弯

先天性的脊柱侧弯即患儿出生后，通过影像学检查发现其患有先天性的椎体异常。根据畸形的类型分类，主要分为形成障碍、分节不良和混合畸形。形成障碍最典型的例子是半椎体变形；典型的分节不良为骨桥及两个或多个椎体一侧或双侧的骨性连接；混合畸形即同一患者同时具有以上两种畸形。先天性脊柱侧弯往往还伴有脊髓的畸形，如硬脊膜膨出（在下腰部可触及鸡蛋大小甚至拳头大小的软包块，有波动感）、脊髓纵裂或脊髓空洞。由于脊柱畸形可合并脊髓神经异常，因此，治疗先天性脊柱侧弯时，难度较大，也更危险。

（二）后天性脊柱侧弯

后天性脊柱侧弯主要发生在人体的两个生长期，一个阶段是 5 ～ 8 岁，另一个阶段是 10 岁直到生长发育结束，这两个时期脊柱生长得很快，因此容易侧弯。10 ～ 15 岁是脊柱侧弯的高发期，这一时期发病的人数占总患病人数的 70% ～ 80%。这一时期是人一生中第二个生长高峰期，脊柱生长得特别快，原本轻微的脊柱侧弯会较快加重，可能在短短几个月内，就发展为重度脊柱侧弯。因此，家长对这个年龄段的孩子一定要特别注意。脊柱侧弯的发展还呈现年龄越小、骨骼发育越不成熟、侧弯角度越大，侧弯的进展程度往往越快的特征。

女孩更容易脊柱侧弯，在 4 ～ 16 岁的孩子中，男女之间脊柱侧弯的比例一般为 1 ∶ 5，这可能与激素水平以及生理结构等因素有关。脊柱侧弯后，患者的心肺功能会受到挤压，对发育不利，有些患者会出现抽动、夜啼、头晕、睡眠障碍、情绪不稳定等症状，部分患者还会诱发近视、哮喘等。

总体来看，脊柱侧弯往往在孩子快速生长发育期迅速恶化。在快速生长过程中，如果脊柱侧弯得不到及时有效的治疗，脊柱的畸形情况会在短时间内快速发展。在日常生活中，很多家长一开始会觉得孩子脊柱侧弯不严重，掉以轻心，等脊柱侧弯严重时后悔已晚。对每个孩子来说，脊柱侧弯的进展率各不相同，更严重的曲线有着更高的进展概率。与男性相比，女性进展的可能性是男性的 4 ～ 10 倍，脊柱侧弯弧度更容易加重。随着骨骼成熟度的增加，进展的风险降低，然而，骨骼成熟后，更大的曲线仍会趋于恶化。所以，孩子只要发生了脊柱侧弯，如果不积极治疗，就不可能自动好转，只会随时间流逝变得越来越严重。所以家长要及时发现、及时治疗，这是及时止损的最好方法。不同的姿势会对脊柱曲线产生正面或负面影响，日常活动中不正确的姿势会增加脊柱侧弯患者的不对称椎体负荷和生长。患者如果不能在休息时保持正确的姿势，可能会使在矫治过程中付出的所有努力付诸东流。

脊柱侧弯的发展过程分为两个阶段：第一阶段，侧弯是由于神经肌肉和感觉运动系统的缺陷造成的；第二阶段，侧弯曲度增加和神经功能障碍干扰了身体重心重新校准压力中心位置的能力，即姿势平衡。本体感觉通过对头部稳定性的影响参与控制躯干的直立姿势。在平衡状态下，神经感觉调节可以使躯干保持静态及动态的稳定直立姿势；而头部位置的异常会影响头部自身与躯干的姿势，最终使躯干稳定性下降。侧弯时脊柱在冠状面、矢状面和水平面三维层面上产生的畸形会对平衡产生影响，头部及双足作为身体的两端，在维持躯干平衡中的作用也至关重要。

★ 小知识

为什么跳舞的孩子脊柱侧弯发病率更高？因为跳舞会导致孩子：①关节松弛；②延迟成熟；③不对称的脊柱负荷在脊柱侧弯病因学中起着重要作用；④错误的舞蹈练习方法。

第四节 脊柱侧弯的筛查方法及意义

一、家庭筛查的简单方法

由于脊柱侧弯初期不疼也不痒，所以孩子即使发生脊柱侧弯，自己也不会感觉到，这就需要家长尽可能地早发现。脊柱侧弯越早被发现，治疗的方法就越简单，效果也就越好。因此，家长的早期观察十分重要，家长要定期观察孩子的背部是否有外形方面的异常。观察的时候，要在家里找一面单色的背景墙，让孩子只穿内裤面对墙，双腿并拢，自然放松直立于墙前平整的地面，上肢自然下垂，如图1-3所示。这时家长站在孩子的正后方由上向下进行观察：

（1）观察孩子头部是否向一侧倾斜。

（2）观察孩子双耳是否等高。

（3）观察孩子双肩是否等高。

（4）观察孩子脊柱两侧肩胛骨是否等高。

（5）观察孩子腰部两侧曲度、褶皱皮纹是否对称。

（6）观察孩子脊柱是否呈一条直线。

（7）观察孩子髋部两侧的髂嵴是否等高。

（8）观察孩子两腿的膝横纹是否等高。

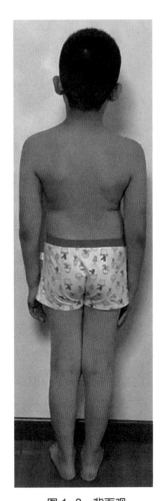

图1-3 背面观

（9）观察孩子的躯干和胸廓是否向一侧偏移。

（10）观察孩子躯干与双臂间的距离是否一致。

进行过以上观察后，阳性条数越多，孩子发生脊柱侧弯的概率越高。这一方法可以应用到学校、幼儿园或机构，对大批量的孩子进行初步的大致筛查。这种筛查方式方法简单，可操作性强，且受限少，应当在我国脊柱侧弯筛查方法中作为第一检查法，对于一些模糊临界的阳性特征，筛查者应遵循不遗漏的原则，将其也计入阳性者，后续再结合"弯腰实验"的筛查方法进行评估，以保证其准确性。"弯腰实验"如图1-4所示。

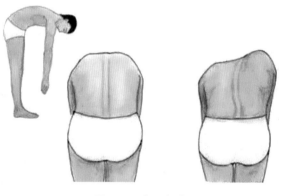

图1-4　弯腰实验

弯腰实验的具体方法为：家长站在孩子正后方，让孩子两腿站直并拢，双手合十向前伸，并向下弯腰90°，双腿始终保持站直立。这时，家长视线与孩子腰背部平行，仔细观察孩子脊柱各个节段是否存在弯曲，脊柱两侧是否对称平整。如果不平，一侧高一侧低，也称为"剃刀背"，这是因为脊柱侧弯发生后，脊柱在三维空间内都会出现畸形，不单单是在额状面内的侧弯，在水平面内，椎体会发生旋转，导致连接在椎体上的肋骨也出现畸形，反映到背部，就会出现剃刀背；椎体旋转度数越大，剃刀背越严重，脊柱侧弯的概率就会较大，必须找专业人员进行评估。

二、专业筛查方法

（一）躯干旋转角度测量

在弯腰实验的过程中，使用躯干旋转角度测量尺水平放置于孩子后背体表，将测量尺的弧形区域跨于脊柱上，"0 度"位置正对脊柱中间，对孩子全脊柱（颈椎、胸椎、腰椎）依次向下测量，待度数稳定后记录。正常的脊柱全脊柱各部位倾斜角均应小于 5°，如图 1-5 所示；如果脊柱倾斜角某处大于或等于 5°，如图 1-6 所示，就有很大可能患有脊柱侧弯，需要进一步拍全脊柱站立位正位 X 线片检查。现如今，躯干旋转角度测量已经成为临床上具有较高参考价值的指标，通过躯干旋转角度测量尺筛查脊柱侧弯是简单、无创的好方法。

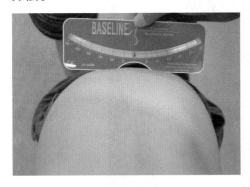

图 1-5　正常

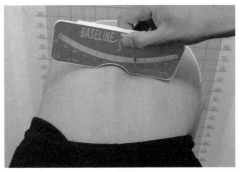

图 1-6　脊柱侧弯

★ 小知识

　　脊柱侧弯造成的背脊不对称程度与椎体侧弯旋转程度并不绝对一致，但躯干旋转角度测量尺测量的角度值与影像学指标 Cobb 角的相关性已被验证。当躯干旋转角度 ≥ 4° 时，几乎包括所有 Cobb 角 ≥ 10° 的侧弯，故大多数研究者将躯干旋转角度 ≥ 5° 作为有必要进行 X 线检查的指征。

（二）全脊柱站立位正侧位 X 线检查

全脊柱站立位正侧位 X 线检查是诊断脊柱侧弯的基础方法和重要依据，如图 1-7 所示。在临床应用 Cobb 法测量正位 X 线的脊柱侧方弯曲时，如果 Cobb 角大于 10°，即确诊为脊柱侧弯，此方法已作为诊断脊柱侧弯的"金标准"。所以在经过脊柱侧弯筛查被高度怀疑为脊柱侧弯的孩子，应该尽快去医院拍"全脊柱站立位正侧位 X 线片"，这样才可以全面了解孩子的脊柱侧弯状况。

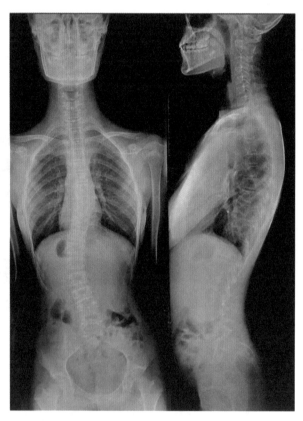

图 1-7　全脊柱站立位正侧位 X 线检查

青少年儿童脊柱侧弯的 X 线检查一定要通过站立位进行，研究发现，青少年儿童脊柱侧弯站立位与卧位状态下，X 线检查呈现的脊柱侧弯度数相差 10°～15°，这是因为人体处于卧位时的肌肉松弛会使侧弯的真实程度下降，只有进行站立位的 X 线检查，才能让医生正确地观察并分析脊柱的中轴线（骨盆中心向上作垂线）。

找到 Cobb 角分为三步。第一步，确定侧弯的端椎，上、下端椎是指侧弯中向脊柱凹侧倾斜度最大的椎体；第二步，沿上端椎椎体的上缘画一条横线，同样，沿下端椎椎体的下缘画一条横线。在两横线上各作一条垂直线；第三步，找到两条垂直线的交角，这个交角就是 Cobb 角，如图 1-8 所示。

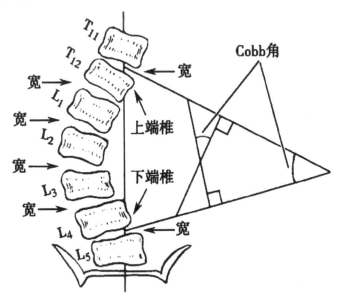

图 1-8　Cobb 角寻找方法

脊柱侧弯程度的划分：

（1）轻度侧弯：10°　< Cobb 角 ≤ 20°。

（2）中度侧弯：20°　< Cobb 角 ≤ 45°。

（3）重度侧弯：Cobb 角 > 45°。

上、下端椎的确定方法：脊柱侧弯凸侧的椎间隙较宽，而凹侧椎间隙开始变宽的第一个椎体不属于该弯曲的一部分。因此，与这一个椎体相邻的椎体就是该弯曲的端椎，只有选好上、下端椎，才能准确评估脊柱侧弯的严重程度。

当前，采用"弯腰实验"和"躯干旋转角度测量"是简单、快捷、可靠和廉价的脊柱侧弯筛查方法，患者可以在这两项检查呈现阳性后再进行全脊柱X线检查，通过测量 Cobb 角来进行最终确诊。

★　小知识

不建议家长一开始就让孩子进行X线检查，这是因为X线对少儿生殖器、身高、骨骼的发育会造成一定影响，所以，未成年患者应尽可能减少不必要的X线摄入，通过观察高度怀疑脊柱侧弯后再进行X线检查。

三、脊柱侧弯筛查的意义

近年来，我国青少年儿童脊柱侧弯患病率逐渐增高，与肥胖、近视一并成为危害青少年儿童健康成长的三大疾病。脊柱侧弯患病隐匿，初期没有明显的疼痛或者不适存在，对于大众早期发现造成一定的困难；等病情后期发展到一定严重程度，有较明显的结构性侧弯出现时，此时大众虽容易察觉，但已错失治疗的最佳时机，导致治疗难度增大。脊柱侧弯在严重时还要进行手术治疗，这不仅会对患者造成严重的身心伤害，还会对患者家庭造成较重的经济负担。

在日常生活中，一些家长在给孩子洗澡或者换衣服时，意外地发现孩子脊柱不正，才带孩子进行检查。但是，可以用肉眼看出来或用手摸出来的脊柱侧弯，Cobb 角往往大于 30°，已经耽误了治疗的最佳时机。

还有一些家长，当孩子发生脊柱侧弯时，认为是孩子发育过程中的正常现象，或单纯以为是孩子姿势不正确造成的，随着年龄的增长会自行矫正。很多孩子和父母怕矫治耽误学习时间，往往会拖延治疗，其后果反而更严重——本来不需要进行手术治疗的脊柱侧弯，因病情恶化，不得不手术治疗了。所以，开展脊柱侧弯筛查是预防脊柱侧弯进展过快的有效途径，只有早发现、早诊断、早治疗，才是对孩子及家庭伤害最小的。

★ **小知识**

　　脊柱侧弯在腰椎、胸椎、颈椎都会发生，但是为什么胸椎侧弯时椎体旋转度都很大？这是由于脊柱各个部位的椎体形状不同导致的。如图 1-9、图 1-10、图 1-11 所示，在水平面观察各个椎体，会发现颈椎和腰椎的椎体横径大于前后径，起到了防止旋转的作用，颈部和腰部强健的肌肉韧带也帮助人体控制了旋转，而胸椎椎体前后径大于横径，所以容易发生旋转畸形，带动肋骨变形，形成剃刀背。从"结构决定功能"的角度来看，颈椎和腰椎属于稳定性关节，而胸椎属于灵活性关节。

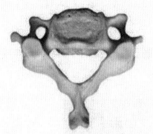 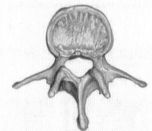 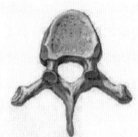

图 1-9　颈椎　　　　　图 1-10　腰椎　　　　　图 1-11　胸椎

第五节　脊柱侧弯的日常症状

脊柱侧弯轻度或中度时，患者一般不会有身体上的不适，但当脊柱侧弯严重时，他们则会出现腰酸背痛的症状，这是因为脊柱侧弯会导致脊柱两侧肌肉发展不平衡，如图 1-12 所示。凸侧肌肉经常处于过度牵拉状态，在这一状态下的持续紧张就会导致肌肉疲劳和疼痛，这种疼痛感一般偏向凸侧，而且会出现整片疼痛的情况，而不是某一个点。

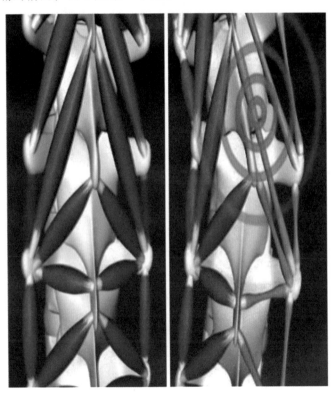

图 1-12　脊柱两侧平衡和失衡肌肉变化比较

　　脊柱两侧肌肉发展不平衡会加重脊柱侧弯，如果不加以控制，会由于重力的作用和人体力量的非对称性，导致侧弯度数不断变大，进入恶性循环状态。脊柱侧弯还会导致椎体间压力的失衡，进而导致凹侧小关节突压迫神经的问题，从而引起疼痛。

　　脊柱侧弯的孩子在日常生活中穿领口宽松的衣服时，领口总是滑向一边；在穿吊带背心或吊带裙时，背带总是往一个方向倾斜。这是因为脊柱侧弯会使身体两侧不平衡，双肩高度不一致，导致衣服总是滑向一侧。

　　对于正处在快速生长发育期（1～14岁）的孩子来说，患有脊柱侧弯会导致身高增长特别缓慢。这是因为身体的中心是脊柱，它担负着维持身体平衡发展的重要作用，脊柱一旦侧弯，身体的发育就会受到严重影响。

第六节 脊柱侧弯的类型

一、先天性脊柱侧弯和后天性脊柱侧弯

先天性脊柱侧弯是脊柱侧弯的一种形式，但不是主要形式，约占人群的0.1%。先天性脊柱侧弯还往往伴有脊髓的畸形，先天性脊柱侧弯的治疗难度很大，一般都需要通过手术治疗。

后天性脊柱侧弯是青少年儿童中发病率最高的类型，在后天性脊柱侧弯中，特发性脊柱侧弯（原因不明）发病率最高，占后天脊柱侧弯者的70%～80%。特发性脊柱侧弯是指脊柱上各个椎体结构没有异常，只是弯向一边或者呈"S"形，多是胸部向右凸、腰部向左凸的弯曲类型。特发性脊柱侧弯者出生时脊柱是正常的，随着身体的发育成熟，由于神经肌肉力量的失衡，脊柱原来应有的生理弯曲变成病理弯曲，应有的胸椎后凸变成侧凸。特发性脊柱侧弯早期可以通过支具和运动矫正取得理想的治疗效果。还有一些特殊疾病引发的脊柱侧弯，如小儿麻痹、脑瘫、脊髓空洞症、神经纤维瘤病、马凡氏综合征、外伤或某些炎症性病变等。

二、按形状分类

脊柱侧弯通常发生于胸椎或胸部与腰部之间的脊椎，也可以单独发生于腰部。如果侧弯出现在脊柱一侧，呈"C"形，即"C型脊柱侧弯"，如图1-13所示；如果脊柱呈"S"形，即"S型脊柱侧弯"，如图1-14所示。从外观表现的是脊柱侧弯的形状问题，但实际上反映的是脊柱侧弯的类型。

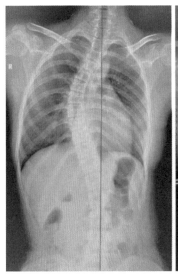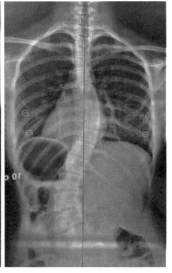

图 1-13　C 型脊柱侧弯　　　　图 1-14　S 型脊柱侧弯

三、国际脊柱侧凸研究会分型标准

按照国际脊柱侧凸研究会（Scoliosis Research Society, SRS）的分型标准，根据侧弯顶椎的位置将脊柱侧弯患者分成四种类型，如下：

（1）胸主弯：侧弯发生在胸椎，且顶椎（距离脊柱中轴线最远的椎体）在 T2 ～ T11 之间。

（2）胸腰主弯：侧弯始于胸椎中下段，终于腰椎节段，即在胸腰节段间形成弧线，顶椎位于 T12 至 L1 之间。

（3）腰主弯：侧弯发生在腰椎，且顶椎在 L2 ～ L5 之间。

（4）双弯型：脊柱节段上存在两个明显弯曲，角度较大的为主弯，较小的为代偿弯，也称辅弯。

四、协和分型标准

协和分型（表 1-1）是北京协和医院骨科主任邱贵兴提出的特发性脊柱侧弯中国分型方法，是目前世界范围内较为全面的分型系统。

表1-1　协和脊柱侧弯分型

类型	顶点数	亚型	特点	
Ⅰ单弯	1	Ⅰa	胸弯，顶点在 T2～T11/12 椎间盘	
		Ⅰb	胸腰弯，顶点在 T12、L1	
		Ⅰc	腰弯，顶点在 L1/2～L4/5 椎间盘	
Ⅱ双弯	2	Ⅱa	双胸弯	
		Ⅱb	胸弯+胸腰弯或腰弯，胸弯＞胸腰弯或腰弯 10° 以上	
			Ⅱb1	无胸腰段或腰段后凸；胸腰段或腰段 Cobb 角≤45°；胸腰段或腰段椎体旋转度＜Ⅱ°；胸腰段或腰段柔韧性≥70%
			胸腰段或腰段有后凸	
			Ⅱb2	没有后凸但符合下列之一：胸腰弯或腰弯额状面 Cobb 角＞45°；胸腰段或腰段椎体旋转度＞Ⅱ°；胸腰段或腰段柔韧性＜70%
		Ⅱc	胸弯≈胸腰弯或腰弯，两者相差小于 10°	
			Ⅱc1	胸弯柔韧性＞胸腰弯或腰弯柔韧性，胸弯凸侧侧屈位片 Cobb 角≤25°
			Ⅱc2	胸弯柔韧性＞胸腰弯或腰弯柔韧性，胸弯凸侧侧屈位片 Cobb 角＞25°
			Ⅱc3	胸弯柔韧性＜胸腰弯或腰弯柔韧性
		Ⅱd	胸弯＜胸腰弯或腰弯 10° 以上	
			Ⅱd1	胸弯凸侧侧屈位片 Cobb 角≤25°
			Ⅱd2	胸弯凸侧侧屈位片 Cobb 角＞25°
Ⅲ三弯	3	Ⅲa	远端弯符合 Ⅱb1 条件	
		Ⅲb	远端弯符合 Ⅱb2 条件	

五、按性质分类

（一）姿势性脊柱侧弯

这种脊柱侧弯是由于坐姿、运动姿势不正确或缺乏体育锻炼所致。若个体的肌肉、韧带和骨骼尚未变形，经过矫正练习后，侧弯可完全消失；若个体的肌肉、韧带和骨骼已经变形固定，此时侧弯矫正就变得很困难。

（二）病理性脊柱侧弯

这种脊柱侧弯是由于各种疾病引起的，如脊柱结核、佝偻病、脊髓灰质炎或外伤等，又称继发性脊柱侧弯异常。

六、按可复性分类

（一）非结构性脊柱侧弯

非结构性脊柱侧弯是由某些病因引起的，而脊柱本身没有器质性改变的继发性侧弯，对这些病因进行治疗痊愈后，脊柱侧弯就能消除。例如，常见的姿势性侧弯，椎间盘突出、炎症、肿瘤等疾病压迫神经根引起的侧弯，双下肢不等长引起的侧弯等。这些非结构性脊柱侧弯，脊柱本身及其支持组织并无异常，通过改变姿势、牵引或解除神经根压迫等就可使畸形得到矫正。

（二）结构性脊柱侧弯

结构性脊柱侧弯是指不能通过改变姿势或侧方弯曲自行矫正，或者虽能矫正，但无法维持的侧弯。此类侧弯受累的脊柱通常发生了结构或器质性改变，椎体被固定于旋转位，不易恢复至正常位置。结构性侧弯有很多种类，如特发性脊柱侧弯，先天性脊柱侧弯，椎体发生炎症、肿瘤或骨折引起的侧弯，神经肌肉型脊柱侧弯，营养不良或代谢障碍合并脊柱侧弯，退行性脊柱侧弯，等等，这些侧弯的病因往往较明确，在解除病因后往往能恢复正常。还有一些脊柱侧弯，如特发性脊柱侧弯、先天性脊柱侧弯等，病因不明确，不容易进行针对性治疗，因而治疗效果不尽如人意。

第七节 脊柱侧弯的成因

近年来，大量学者对脊柱侧弯的成因进行了研究，虽没有明确的定论，但普遍认为特发性脊柱侧弯是一种由多种综合致病因素所造成的疾病。[①] 脊柱侧弯的主要成因如下文所示。

一、遗传学因素

目前，学界对于脊柱侧弯的遗传模式虽存在争议，但其仍是病因学研究的重点。在家族研究方面，众多学者在有关脊柱侧弯的流行病学调查报告中指出，脊柱侧弯与多种类型基因存在连锁显性遗传，并且认为属于复杂的多基因遗传疾病且具有家族聚集性的特点。相关研究表明，在有脊柱侧弯患病家族史的家庭中，其患病率高达 30%，远远高于无家族史家庭，并且血缘关系越近，患病率越高。[②]

在表观遗传学方面，大量研究发现，脊柱侧弯患者的血液样本、骨髓间充质干细胞样本、纤维环样本及成骨细胞样本发生了特殊的表观遗传学改变。这些改变通过丝裂原活化蛋白激酶（mitogen-activated protein kinase, MAPK）信号通路、Wnt/β-catenin 信号通路造成骨代谢和骨髓间充质干细胞增殖分化的异常，以及打破成骨—破骨细胞之间的平衡。

---

① 侯明明，于维良．特发性脊柱侧弯病例因学及相关动物模型研究［J］．国际外科学杂志，2006, 33（2）：118-121.

② 杨慧慧．青少年特发性脊柱侧弯患者躯干平衡与头部姿势和足底压力相关性研究［D］．石家庄：河北医科大学，2022.

二、养育方式因素

养育方式不科学会导致脊柱侧弯。首先，家长要了解人体脊柱发展的规律。人的脊柱有四个生理曲度，分别是颈曲向前、胸凸向后、腰曲向前还有骶曲向后，所有的孩子出生时，脊柱都类似一条直线，是没有显著的生理曲度的，这四个生理曲度是后天慢慢发育形成的。新生儿三个月后开始翻身、抬头，这是颈曲形成的重要过程；六个月，幼儿在练习坐的过程中，他上半身的重量就会落在腰椎上，然后逐渐形成腰曲和胸曲；七八个月，幼儿学习爬行的时候会抬头左顾右盼、辨别方向，有助于脊柱的正常发展和脊柱颈曲、胸曲和腰曲的进一步形成。所以，家长一定要让孩子多爬行，这对孩子的脊柱成长是非常重要的。

三、生物化学因素（激素代谢水平）

（一）瘦素

机体的生长发育和代谢由人体内多种类型的激素共同作用及调控。瘦素由脂肪组织及骨髓细胞合成，参与机体的能量代谢及骨代谢。脊柱侧弯患者血液中的循环瘦素显著减少，这与脊柱侧弯患者的瘦素生物利用度降低有关。同时，因瘦素水平与侧弯程度相关，可以将其作为预测侧弯进展的一个生物学标志。

（二）生长激素释放肽

脊柱侧弯患者的生长激素释放肽水平较正常人偏高，其水平的变化与脊柱侧弯的进展相关，因此，可以得到这样一个结论：生长激素释放肽水平的升高能够通过 ERK/STAT3 通道促进软骨细胞的增生及基因的表达，进一步影响骨骼的生长发育。

四、神经系统因素

在神经系统方面，当脊髓及神经的本体感觉冲动传入系统遭到破坏后，躯干的平衡会受到影响，从而引起脊柱侧弯的发生。脊柱侧弯患者的本体感觉往往存在障碍，这会使其姿势控制出现异常，无法确定与身体重心相关的压力中心位置，导致脊柱侧弯患者的躯干平衡失调，身体的站立稳定性下降。

脊柱侧弯患者因前庭与眼功能和本体感觉的功能障碍，会导致平衡的失常。前庭系统通过整合姿势信息及其他感官信息来维持身体的平衡，对躯体的姿势控制起着重要的作用，当前庭功能出现障碍时，身体平衡性就会遭到破坏。目前已有研究证实脊柱侧弯患者的前庭系统形态和正常人群存在差异，同时在进一步的研究中发现，脊柱侧弯患者的半规管也是不对称的。[①]

五、运动学因素

随着社会经济的高速发展，人们的生活方式也随之发生了变化。当前，青少年儿童户外活动的时间日益减少，体力活动强度明显降低，加速了身体机能的退化，青少年儿童的体质健康水平也随之下降。那些很少进行体力活动（不规律活动）的人患脊柱侧弯的风险更高。长时间的单侧运动或过多的柔韧性练习同样会导致脊柱侧弯的发生，如乒乓球、羽毛球、射击、高尔夫、舞蹈运动都存在较高的脊柱侧弯患病概率，部分舞蹈动作会加速脊柱侧弯病情的进展。笔者针对乒乓球、羽毛球和网球运动员的优势侧和非优势侧的上臂围度、握力、反应时、肌肉含量、脂肪等的差异性进行检验，发现优势侧与非优势侧的差异非常显著。在脊柱形态上，参与这三种球类项目的运动员都存在不同程度的脊柱侧弯问题。

研究发现，经常进行单侧运动的孩子会造成脊柱两侧肌肉发展不平衡，

---

① 杨慧慧.青少年特发性脊柱侧弯患者躯干平衡与头部姿势和足底压力相关性研究［D］.石家庄：河北医科大学，2022.

进而形成脊柱侧弯。[1]电镜下发现脊柱凸侧的原肌纤维减少，肌节间距增大，Z 带变细，线粒体数量减少，并有空泡变性；严重者线粒体溶解消失，但糖原明显增多，分布不均，部分肌节于 Z 带旁成团存在；间质区胶原纤维明显增多，呈束状、不规则形，亦见增生的纤维母细胞。凹侧肌原纤维排列增多，肌节间距紊乱，大小不均，肌丝较粗，Z 带粗细不规则，细胞核数目相对较多，线粒体数目增多，排列整齐，部分见筛孔状；线粒体直径凹侧较凸侧明显增宽，肌浆网有增生扩张现象。进一步的单侧运动会使凹侧肌原纤维进一步增多，肌力增强，而凸侧肌原纤维则会进一步萎缩，使脊柱两侧肌力更加失衡，脊柱侧弯进一步加重。

六、日常生活因素

随着社会的进步，"低头族"的数量在不断增加，长时间低头看手机，长时间坐在电脑前，这些都会使脊柱出现问题，影响脊柱的健康。学习时的姿势姿势及每日学习时间、每日室外活动时间、睡觉姿势均是脊柱侧弯相关影响因素，营养状况、背包姿势、读写姿势、课桌椅高度及体育锻炼项目均能使脊柱发生弯曲。此外，很多人对正确的坐姿或站姿认识不到位，这些都会使他们原本健康的脊柱曲线发生改变。

不端正的学习姿势会导致脊柱两旁肌肉受力的不平衡，椎旁肌肌力的不平衡与脊柱侧弯关系密切。从病理学角度来说，椎旁肌肌纤维的类型变化所带来的功能改变及其与椎旁肌肌力不平衡之间的因果关系，对揭示脊柱侧弯的病因具有重要意义。

低体重的人脊柱侧弯发病风险较高，这是因为脊柱侧弯的发生率与低体质指数相关。脊柱侧弯发生风险最低的是体质指数在 24 ～ 28 kg/m² 这一区间的过重体型。在这部分过重体型中，如果肌肉及骨骼重量所占比例较大，而脂肪比例较低，体质指数增高，那么脊柱周围的肌肉重量和力量，以及骨质量就

---

[1] 崔晓丽，冯芳，陈艳平.郑州市 6～12 岁儿童脊柱侧弯病例生活行为调查［J］.华南预防医学，2022，48（3）：337–339，343.

会增加，可使脊柱侧弯发生的概率减少。低体重反之。

若课桌椅的高度不符合人体力学的标准，会诱发青少年脊柱出现异常。如果课桌过高，学生在书写或阅读时就会耸肩，长此以往，就会导致肩颈部肌肉僵硬，出现肩颈酸痛的症状。如果课桌较低，高个子学生在书写或阅读时则会不自觉地驼背，在脊柱前屈增大时，上位体重对腰椎的压力在竖直方向的分量减小，在水平方向的分量增大，这会引起周围软组织水平方向负荷的增加，长期如此易发生病变；如果椅子过高或过低，则会使学生的骨盆发生前倾和后移，腰椎前凸的生理现象也会因此发生变化，长此以往，就会对骨盆和腰椎产生不良影响。因此，结合中学生身体发育规律，设计可调节高度的个性化桌椅是十分必要的。

人们在跷二郎腿时，两侧髋关节一高一低，连带骨盆位置偏离，这也是脊柱侧弯的重要原因。假设左脚在上，左边的臀部就会较高，身体要维持平衡，就会发生代偿性的弯曲。脊椎原来的平衡被打破，被动弯曲排列，脊柱周围肌肉被拉伸，造成软组织失去平衡，同时，凹侧部分的神经也会被压迫，从而引发腰部疼痛。除此之外，跷二郎腿还会引发膝盖退化性关节炎、神经压迫症候群、双腿静脉曲张、O型腿等问题。

书包背带不等长、双肩受力不均也会引发脊柱侧弯。过重的书包使孩子背部的肌肉、韧带总处于拉伸状态，而胸前的肌肉总处于收缩状态（无形中给了胸前肌肉更多的锻炼机会），最初，位于脊柱前后的肌肉力量是均衡的，时间一长，胸前的肌肉越来越紧，而背后的肌肉越来越松弛，前后侧肌肉失衡，也会导致脊柱正常曲度受损。

很多孩子上小学后中午不回家，午休时就趴在课桌上睡觉，人在熟睡后，保护脊柱的肌肉、韧带处于松弛的状态，不良睡姿很容易导致脊柱扭曲、脊椎关节错位，引起相应的脊柱问题。

七、生物力学因素

脊柱的稳定性由骨性、弹性和肌性结构等共同组成，并在神经系统的支配下共同维系。当脊柱受不平衡的机械外力影响时，人体首先会通过改变筋膜等结缔组织的固有形态来协调躯体各个部分的平衡；当结缔组织的代偿能力不足以抵偿受到的这种不平衡的机械外力时，人体则会产生相应的骨骼代偿性改变。如果这种不对称的作用力长期存在，那么人体固有的平衡脊柱的稳定性将会被打破，若未能及早发现并纠正，就会形成严重的脊柱侧弯。脊柱侧弯后，当人体对生长板施加不对称压力时，压应力侧压力增加时，则会抑制椎体的生长，张应力侧形成牵张力，则会促进椎体的生长；位于脊柱两侧不同的作用力会导致椎体的软骨细胞在生长、成熟及退化方面都产生差异，凹侧的椎体由于受到抑制，相比较凸侧会提前终结，从而导致脊柱侧弯两侧长期产生不对称地生长，并不断地产生"恶性循环"。

生物力学在脊柱侧弯疾病的发展过程中占据主导地位，任何原因引起脊柱生物力学失衡，均可导致脊柱负荷加重及椎体生长的不平衡。根据人体的生物力学原理，当人的双下肢长短不一时，骨盆必然会倾斜，此时，人体的腹肌系统相对薄弱，为了维持机体的稳定，脊柱相应节段就会发生侧弯，这些都是在静态下脊柱力学异常的表现。然而，即使人体的脊柱处于正常的静止生物力学状态，动态过程中也不一定能避免侧弯的发展。所以，生物力学理论不仅仅对于单纯地预防脊柱侧弯的发生，其对于如何指导脊柱侧弯的矫形也有着重要的意义。

影像学观测发现，一侧腰大肌缩小度和腰椎侧弯度成正比，认为两侧腰大肌力学失衡是导致腰椎侧弯的原因，进而继发胸椎侧弯。[1] 也有研究认为一侧腰大肌不作为是青少年儿童脊柱侧弯的主要原因。[2] 研究认为：正常的椎曲是由脊椎前侧的两组腰大肌和后侧的两组竖脊肌形成四维稳定结构的，当一侧腰大肌发育不良进而萎缩后，相应的该侧腰大肌对腰椎的支撑收缩功能就比对侧差，腰椎双侧的应力结构发生改变。引起椎体向健侧牵拉旋转，导致腰椎双侧力学失衡，腰曲一旦发生紊乱，继发胸椎、颈椎侧弯，进而演变成整个脊柱侧弯。因此，该观点认为脊柱侧弯的主要原因是一侧腰大肌不作为。

---

① 唐峰，谢宁.特发性脊柱侧凸动物模型研究进展［J］.国际骨科杂志，2016，37（5）：311-315.

② 王秀光，韦春德，韦以宗，等.腰大肌康复法治疗青少年脊柱侧弯症 56 例疗效观察［J］.中国当代医药，2012，19（16）：35-37.

八、营养学因素

青少年儿童营养不良，常常是由于缺少人体生长所必需的物质，如蛋白质、微量元素、维生素等。长期的营养不良，容易导致患儿肌肉、骨骼、软骨的发育不全，如有些患儿从小缺少维生素 D，从而患上了佝偻病，这就是脊柱侧弯导致的。脊柱两侧肌肉发育不良造成肌力不平衡，亦可能引起脊柱侧弯。

九、学业因素

学生是脊柱侧弯发病率较高的群体，家长和学校的主要关注点在于学生的文化课学习成绩，所以很容易忽视学生的生长发育情况。现阶段的学生，除了要按照规定完成学校布置的任务，还需要超额完成各种文化补习班的作业，这就直接造成了久坐少动的现象，使学生有效的体育活动越来越少。长此以往，孩子本应健康生长的脊柱处于压力中得不到放松，从而发生脊柱问题。随着学生骨骼的发育成长，脊柱侧弯的严重程度也会加重。

十、肌肉及骨骼系统因素

脊柱侧弯患者主要的临床表现即为病变节段两侧肌肉张力的不平衡，椎旁肌的改变在于其肌纤维的类型及肌细胞结构功能上的变化。脊柱侧弯患者凸侧椎旁肌纤维中 I 型肌纤维（红肌纤维）的数量要远多于正常椎旁肌，而凹侧椎旁肌纤维中 II 型纤维（白肌纤维）的数量较多。

脊柱侧弯的严重程度与骨密度含量的高低有着密切的联系，笔者在研究退行性脊柱侧弯时，发现当人体伴有骨质疏松时，脊柱在受到非对称负荷时，应力集中在形变最明显的部位，侧弯会进一步加剧。骨密度含量偏低是诱发脊柱侧弯的一个不可忽视的重要原因，随着侧弯的加重，人体内的矿物质含量及骨密度会相应下降，腰椎以下的骨骼尤为明显。

十一、结缔组织因素

脊柱是由上下椎骨通过椎间盘、韧带、关节囊等结缔组织连接而成的，从颈椎到尾椎共包含 33 块椎骨；椎间盘则起到了连接上下椎骨、维持椎间隙、缓冲震荡的作用，保证了脊柱的高度，协调着脊柱的运动；附着在椎骨上面的多条韧带则是支撑和稳固脊柱及相应小关节，使脊柱可以在生理范围内前屈后伸、侧弯旋转。大量的临床观察发现，一旦结缔组织出现病变，就有可能引起相应的脊柱侧弯表现，临床上比较典型的疾病是马方综合征，又称为马凡综合征，为一种遗传性结缔组织疾病，为常染色体显性遗传，患病特征为四肢、手指、脚趾细长不匀称，身高明显超出常人，伴有心血管系统异常，特别是合并的心脏瓣膜异常和主动脉瘤。该病同时可能影响其他器官，包括肺、眼、硬脊膜、硬腭等。因此，许多学者根据这一现象反向猜测，结缔组织的缺陷或与脊柱侧弯的发生有着密切的联系。脊柱侧弯一旦形成，凸侧的椎间隙会变宽，凹侧椎间隙也会相应变窄，长时间的失代偿状态使椎间盘的压力不断增大，最终导致椎间盘提早退化，使脊柱的整体柔韧性降低。

十二、其他因素

第一，日常生活中的冲击、外伤也是造成脊柱侧弯的原因，但这种情况很少。

第二，幼年患化脓性或结核性胸膜炎，患肋胸膜过度增厚并发生挛缩，或在儿童期实施胸廓成形术，扰乱了脊椎发育期间的平衡，这些因素均可引起脊柱侧弯。

★ 小知识

生命在于科学运动。经常运动可以提高人体的身体素质，这是毋庸置疑的。但对于处于生长发育中的孩子而言运动项目应多样，单一的运动项目可能会对他们的身体形态、机能产生改变。这种变化如果脱离了正常的范围，就可能损害健康。单一项目中固有的运动方式以及长期的单一性训练可能会对孩子带来损伤，特别是单侧用力的项目，如羽毛球、网球、击剑等。从事这些项目的孩子长期单侧用力，会造成身体形态上的不对称性，如手臂力量、臂围、脊柱的侧弯、颈部的活动度等，都会出现较明显的左右不对称。一方面，这种形态的改变会导致身体的不美观；另一方面，脊柱侧弯导致的身体机能损害则会波及孩子身心的健康，也容易导致其他损伤的发生。

1. 低头坐：长时间低头坐，会使颈椎的负担加重，从而形成驼背。驼背低头坐会压迫腹部，影响消化系统。长此以往，也会诱发颈椎和肩周炎。

2. 瘫坐：身体倚靠在椅背或沙发上，看起来很舒服，殊不知腰部的压力会增大，韧带和肌肉拉力加强，使脊柱处于失衡状态，导致脊柱畸形、腰椎受损。

3. 跷腿坐：很多人都爱跷二郎腿，但这个姿势会令股骨头内旋、大腿根向外突出，久而久之形成假胯宽。此外，这一坐姿还会导致骨盆侧倾和脊柱弯曲，非常影响体态。

4. 前倾坐：很多上班族、司机在坐着时，会不自觉地将身体向前倾斜，这会导致颈部肌肉变得僵硬，前突的颈椎易产生生理曲度，也会因受力不均，诱发腰椎病。

5. 歪腰坐：身子歪曲、弯腰塌背，会导致上半身与下半身不在同一轴线上，使颈椎和腰无法正常屈伸，两部分肌肉容易被拉伤，诱发颈椎病。歪腰坐还有可能导致青少年脊柱侧弯。

6. 半边坐：只坐一半或三分之一的椅子，由于腰部没有支撑点，反而增加了腰椎的压力，导致腰部肌肉过度紧张。

7. 松腹含胸站：这种站姿会导致肌肉不平衡，会让胸大肌过紧或缩短，从而导致菱形肌和斜方肌的下方被拉长，会影响正常的脊椎生理曲度，让胸椎向后弯曲更多，造成下背疼痛。

8. 头前倾站：这种姿势由长期的弯腰、驼背所造成，导致上颈椎的过度伸展，使整个头部前倾，这样的姿势会使颈部和椎间盘的压力大大增加。

9. 三七步站：常出现于因工作性质需久站或是短时间内无法坐下，只能站立在原地的场景中，此站姿会将重心放在一条腿上，造成腰部歪斜，虽然短时间内这样的站姿会比双腿用力舒服，却会让腰椎两侧长期受力不均，导致腰酸背痛，以及左右腿力量支配不均。

10.过分塌腰站：这种站姿常出现在女性身上，一些女性为了体现臀部的曲线，过分塌腰站立，长此以往，会导致骨盆前倾、腰椎负荷过大，出现损伤，甚至压迫神经。

第八节　脊柱侧弯的危害

一、严重影响生长发育

少儿时期是人体生长发育的关键期和敏感期，一旦脊柱侧弯就会使脊柱周围肌肉的生长发育异常，进而造成侧弯脊柱凹侧骨骼受到的压力大于凸侧，而受到的拉力要小于凸侧的情况。在脊柱生长发育过程中，凹侧的生长被抑制，而凸侧的生长则相对迅速，最终导致椎体的畸形，这反过来又加重椎体两侧压力和拉力的不平衡。反映在肌肉上，表现为凸侧肌肉被拉长，肌力下降；凹侧肌肉紧缩，肌力相对增大，形成"弓弦效应"，限制脊柱恢复正常结构。如此恶性循环，会使脊柱侧弯不断发展，严重影响孩子的生长发育水平，使他们的身高增长缓慢。

二、造成躯干畸形

发生脊柱侧弯后，人体的侧弯椎体会出现形变，并发生旋转：主侧弯的椎体向凹侧旋转；凹侧椎弓根变短变窄，椎板略小于凸侧；棘突向凹侧旋转倾斜，椎管变窄；凹侧小关节增厚硬化；侧弯凹侧椎间隙变窄，凸侧变宽，椎间盘受到挤压，随着时间的推移可能会出现椎间盘的退变，发生椎间盘突出，压迫神经并出现一系列相关神经症状。畸形还会刺激脊柱前侧两旁的自主神经系统，改变其神经冲动，产生相应的症状和体征：椎体旋转会导致肋骨的旋转，通常凸侧肋骨向背部突起形成隆凸，形成"剃刀背"；脊柱的畸形还会使凸侧肋骨间隙变宽，凹侧肋骨间隙变窄，导致胸廓畸形；脊柱两侧的肌肉受到侧弯畸形的影响，凹侧肌群可能会紧缩，两侧的肌肉形态会发生改变，肌力可能减弱，力量下降。

三、造成内脏的形态和功能改变

严重的脊柱侧弯会导致严重的胸廓畸形，胸廓畸形会带来心脏、肺等内脏器官的发育不良，会压迫肺部。压迫会使胸廓的扩张度和顺应性下降，进而使胸腔容积下降，胸腔的负压作用减弱，气道也可能因为脊柱的畸形而产生改变，使气道阻力增加。这两者都会对空气进入肺脏产生影响，从而降低肺的通气功能，年龄越小，脊柱侧弯对肺功能的影响越大。肺容积下降、胸廓顺应性下降会导致通气血流分配失衡，肺泡功能也会受到一定程度的影响，最终影响肺脏的换气功能。同时，也会影响肺部的生长发育，影响肺的通气和换气功能，进一步发展，严重者会引起内脏功能不全，发生肺源性内脏病，甚至导致心脏衰竭、呼吸衰竭。脊柱畸形还会造成内脏器官的移位，对消化系统、泌尿系统等的功能产生影响。因此，脊柱侧弯给儿童、青少年患者带来的不仅仅是外在的、身体形态上的创伤，更多的是影响了儿童、青少年正常内脏器官生理机能的发育，为他们的心理和生活带去了重重挑战。

四、脊柱生物力学失衡

重力在脊柱侧弯的形成中起推动性的作用，当脊柱旁的肌肉被重力畸形拉长时，两侧不再对称。在脊柱侧弯中，不对称的力会使脊柱左右偏斜并旋转；侧面的偏移、脊柱旋转以及背部弹性组织不对称的短缩，会使屈脊柱的力变成反向，导致脊柱前凸。由于反射机制，屈肌动作激发了脊柱背侧弹性组织反射性的不对称的向心收缩，增加了偏斜、旋转和脊柱前凸。侧弯和脊柱前部过度生长密切相关，脊柱前部的过度生长会引起生长性扭转，而生长性扭转造成的脊柱前凸正是脊柱非正常受力、非正常生长和椎体及椎间盘变形的原因。这就会引起脊柱两侧的生物应力不平衡，与脊柱的不平衡生长相互影响，在没有实施干预和治疗措施的情况下，两者形成恶性循环，脊柱侧弯不断发展，受力不平衡性也逐渐加重。侧弯畸形的脊柱,凹侧受到的压力和旋转剪切力大于凸侧,会对处于快速生长期的凹侧椎体生长板产生异常应力,导致侧弯椎体不对称生长。旋转应力的存在使椎体的稳定性下降,再加上侧弯两侧肌肉力量不平衡,脊柱侧弯更加不容易改善,给治疗带来很大困难。

五、平衡能力变差

脊柱侧弯患者往往存在躯体平衡性较差的现象。人体能够保持平衡是感觉和运动系统共同作用的结果,脊柱作为人体的中轴支撑结构,对平衡的维持起到了重要作用。脊柱侧弯患者的平衡能力远不及健康人群,这是因为脊柱侧弯会引起脊柱周围肌肉的不平衡。脊柱中轴的旋转、偏移,胸部曲度的减少和肌肉不平衡,使脊柱侧弯病人凹侧的肌肉组织中,慢肌纤维的比例低于常人。这些肌肉的不对称分布会减弱肌肉长时间保持姿势的能力,造成人体平衡能力下降。

六、外观形象受损

脊柱侧弯患者往往会双肩不等高、背部隆起,严重者还会出现明显的身体倾斜、驼背和骨盆旋转,走路姿势也会发生改变,甚至由于双下肢不等长而出现跛行,女孩儿还会引起胸部发育不对称等问题。脊柱侧弯对胸廓的影响除胸廓畸形外,还表现为胸廓容积缩小、吸气相和呼气相胸廓容积均降低。此外,胸廓的运动也受到限制:脊柱侧弯患者胸廓运动的形式异常,胸廓运动双侧不对称,肺下界移动度降低,前后径扩张受限。由于脊柱侧弯患者的脊柱活动度减低,呼吸运动中胸段脊柱向上方和向后方的运动幅度明显受限。

七、肩部失衡

双肩不平衡通常是脊柱侧弯的首发症状。肩胛骨和锁骨又称为上肢带骨,连接躯干与上肢,起到协调躯干与肩部运动的作用。正常情况下,肩胛骨受前锯肌、斜方肌、菱形肌和胸小肌的协同、拮抗作用而紧贴胸壁,当这些肌肉出现力学失衡时，肩胛骨内下缘会由于牵拉力量不足而翘起，形成翼状肩胛。

肩关节通过上肢带骨、关节囊、肌肉和韧带等连接两侧上肢骨与躯干，起到保护和限制关节过度运动的作用，在这些肌肉、韧带等的协同和拮抗作用下达到力学平衡，维持肩部结构的稳定。当人体发生脊柱侧弯时，脊柱会失去正常的平衡状态。为了维持平衡，身体的其他部位会发生代偿性改变，在肩部常表现为两侧不等高，伴随双侧上肢带骨位置变化、肌肉韧带等张力改变，进而影响肩部诸关节的对应程度。肩锁关节由锁骨肩峰端和肩胛骨肩峰组成，受锁骨和肩胛骨位置变化和周围肌肉影响较大。

长期处于双肩不等高这种不对称姿势，会使两侧肩部肌肉、韧带、筋膜等结构处于不对称性力学结构中，导致较高侧的三角肌、肩胛提肌等肌群和周围韧带、筋膜组织紧张。此外，位于肌肉韧带中的肌梭、腱器官等本体感受器在受到不同程度的牵拉时，会向中枢传递人体空间位置信号，长期不对称姿势、受力不平衡会使肌梭系统功能产生障碍，从而影响患者的姿势平衡。长期坐姿、写字姿势不规范、背单肩包等会使位于脊柱两侧的肩部随各方向不对称分布的受力变化发生相应的代偿，使原本对称的肩部和顺列的脊柱受到影响，促使高低肩和脊柱侧弯的形成和发展。

八、骨盆失衡

骨盆位于脊柱与下肢之间，是人体承上启下的中心受力部位，是维持人体平衡的重要结构。对于脊柱侧弯患者来说，颈段、胸段、腰段分别为椎体发生旋转的三个节段，人体作为一个整体结构，当其中一个节段不稳定时，其他节段则会进行代偿性调整，使整个脊柱恢复平衡状态。骨盆是脊柱侧弯的第4个旋转平面，骨盆在三维上的改变如倾斜、骨盆旋转，会影响人体整体的平衡。当发生脊柱侧弯时，人体的站立平衡即被打破，引起一系列的身体变形。当脊柱向左侧弯曲，身体会整体偏移到骨盆的左侧，为了保持身体站立姿态平衡，右侧骨盆被动升高，髂嵴不水平；而当脊柱向右侧弯时，左侧骨盆被动升高。这两种骨盆不水平并不是由于腿部长短引起的，不需要在脚底加补增高鞋垫，一旦加了鞋垫，人体自身建立的平衡就会被打破，从而加重脊柱的偏移。

为了维持平衡，骨盆会发生相应的倾斜、旋转，在全脊柱正位片上则表现为骨盆位置倾斜和左右不对称，如两侧髂骨宽度及颈干投影角不等、闭孔形态不对称等。

将骨盆看作整体，当骨盆只发生冠、矢状面上的倾斜时，髂骨倾斜角应与髋臼倾斜角同步发生改变，这也说明了骨盆在发生倾斜的同时也存在着不同程度的旋转。当骨盆一侧发生倾斜时，较高侧的腰方肌、竖脊肌及椎旁的胸腰筋膜等结构收缩，从而给脊柱施加向对侧的水平推力；而骨盆较低侧的多裂肌等深部肌肉则会被动拉长、肌肉张力增大，从而给脊柱施加向同侧的水平拉力。长期受这两组力的叠加作用，会使脊柱两侧受力不平衡，脊柱侧弯加重。使骨盆发生旋转的作用肌为腹外斜肌以及腹内斜肌，当骨盆向一侧旋转时，同侧的腹外斜肌、竖脊肌群（多裂肌）、臀大肌以及对侧的腹内斜肌、髂腰肌等会协同收缩，这些肌肉的左右交互动作改变了骨盆原有的力学平衡，使骨盆产生或加重旋转，导致身体的重心偏移，使脊柱发生旋转，曲度也随之变化，加重脊柱畸形。反之，脊柱的侧弯、旋转畸形也会影响骨盆。脊柱本体感觉功能的障碍会造成感知躯干运动的位置以及实现脊柱功能稳定性能力的下降，从而使脊柱处于异常的非对位姿势。

脊柱侧弯引发的骨盆倾斜，会导致较低侧股骨近端所受压应力较大，抑制软骨骨化，使股骨颈干投影角发育较对侧小。此外，随着侧弯程度的加重，两侧颈干投影角差异增大，这也说明骨盆两侧不对称与脊柱侧弯的进展有关。

九、骨架坍塌

人体的每一部分都会相互作用，当某一部分骨骼形态出现问题时，就会逐步影响到相邻骨骼，最终影响整个人体基本骨架。人体的骨架由206块骨构成，在构成的人体骨架中基本分为"一柱两腿三面"。"一柱"就是脊柱，人类的心、肝、脾、肺、肾等全部悬挂在脊柱之上，所以脊柱一定要健康。"两腿"就是人的两条腿，它是支撑人体的，一旦两腿发生问题，不仅严重影响个体的运动能力，而且会造成上体支撑不稳定。当发生长短腿后，身体就会发生侧倾，人体为了维持平衡，就要把身体拉回来。负责拉回来的一侧肌肉基本上处于一种紧张的状态，而另一侧肌肉则总是处于松弛状态。总是处于紧张状态的肌肉，无法得到休息，或者是休息不好，久而久之就会产生生理疼痛。"三面"就是双脚、骨盆和双肩。双脚是人体的第一个平面，骨盆是第二个平面，骨盆这个平面支撑着脊柱，当这个平面发生侧倾时，脊柱为了维持平衡，就会发生侧弯，进而影响到双肩，也就是人体的第三个平面。双肩支撑着头部，最后会引发高低肩、脊柱侧弯、头部侧倾等问题。少儿发生脊柱侧弯后，往往会伴有骨盆和下肢的问题，一般有以下三种情况：一是下肢不等长，伴有骶骨倾斜；二是下肢等长，伴有骶骨倾斜；三是下肢不等长，伴有骨盆倾斜。所以，这时的身体就像"多米诺骨牌"一样，会引起整个骨架的"坍塌"，产生头部侧倾、高低肩、脊柱侧弯、长短腿等问题，如图 1-15 所示。因此，医生在为患者制定矫治方案时，需要先将下肢和骨盆的问题解决，也就是脊柱的基础要先水平，再矫形脊柱侧弯。很多患者的脊柱侧弯其实就是由下肢和骨盆的问题引起的，将骨盆调整后，脊柱侧弯马上就会好转。

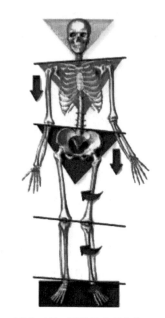

图 1-15　引发整个骨架问题

十、影响运动能力

脊柱侧弯还会影响患者运动技能水平的进一步提高。很多人从 5～6 岁时就开始把大量时间用在运动训练上，希望将来成为优秀的运动员。但随着技能水平的提高，他们的身体形态却朝着不对称的方向发展。到青春发育期，这种不对称会由于骨成长成熟而固定下来，形成一种难以恢复的形态改变，这对患者的健康或者运动前景来说是非常不利的。人体的运动系统是由肌肉和骨骼共同组成的，两者协同完成各种动作和姿势维持。当肌肉支持力量不足时，骨与关节系统会代偿，从而承受更大的力，长此以往，骨与关节可能会发生适应性变化、加速退行性改变。脊柱侧弯患者脊柱两侧的肌肉力量较正常人差，即使在参加一些简单的体育运动时也会造成一定负荷，甚至这种负荷会反过来加重脊柱侧弯畸形。这样会使脊柱侧弯患者越来越少参加体育运动，肌肉得不到锻炼，力量持续下降，平衡能力和调节控制能力得不到发展，形成恶性循环。

十一、引发脊柱相关疾病

脊柱侧弯会引起各种并发症。例如，脊柱侧弯会使肋骨的形状改变，导致左右胸腔容积不相等，进而引发呼吸困难，患者长时间呼吸不畅易产生胸闷、气短等并发症。同时，腹腔内脏功能会发生改变，引起肺功能障碍，产生缺氧情况，导致血黏度增高、血压升高，严重时可导致心肺功能衰竭。脊柱侧弯畸形会改变内脏的正常位置，影响自主神经系统的功能，引发消化系统中的胃、十二指肠溃疡，功能性消化不良，儿童厌食症，胃肠神经症等。脊柱侧弯后，由于患者一侧腰大肌缩短，容易引起骨盆的不对称及下肢不等长，久而久之，膝、踝部应力也会异常，出现疼痛。脊柱侧弯失衡，会导致生理性中轴承载的力直接压到髋关节并向下传导，使关节负重超过正常负荷，形成机械性磨损而出现损伤，刺激关节滑膜引起髋关节疼痛。

十二、信息传导受损

脊柱是人体神经中枢传导的一个重要的通道。大脑是人体的司令部，整个神经中枢，通过脊柱发散到人体的各个部位，一旦脊柱发生侧弯，那么整个神经中枢的传导就会受到抑制，或者是传输的信号受到影响。从而导致人体的动作不准确，造成人体的神经受损、消化不良、心跳反常、肢体感觉障碍，以及产生腿脚麻木等问题。此外，当脊柱侧弯的患者躯体本体感觉异常时，中枢神经系统对脊柱的体位调节失调，脊柱会逐渐适应侧弯畸形所造成的异常姿态，持续的异常姿势则又会进一步加重脊柱侧弯的程度。

脊柱病是冠心病与心律失常的发病原因之一。脊柱侧弯会导致胸廓旋转变形，从而使颈椎、胸椎出现位移，产生相应的颈交感神经、颈神经卡压以及椎动脉供血不足，特别是胸椎向左侧弯会压迫心脏，从而使患者出现心慌的症状，尤其在劳累或运动后更加明显。脊柱侧弯会使胸椎小关节紊乱及周围软组织受损，当胸椎及周围软组织发生改变，使固有的生理平衡失衡时，势必刺激相应的自主神经，导致自主神经功能紊乱，出现胃脘痛等一系列症状。脊柱侧弯后，脊柱骨关节紊乱，依靠肌肉、韧带、筋膜等悬挂在脊柱上的肺脏也会发生位移，使相应的神经功能产生紊乱，故而产生呼吸不畅、气短等症状。

十三、心理健康水平受损

人类的心理变化是一个极其复杂而微妙的过程，少儿时期是个体心理成熟的敏感时期，脊柱侧弯对个体造成的外观畸形和躯体不适，尽管有时候十分轻微，也会对患者造成心理影响。特发性脊柱侧弯患者，容易患抑郁、焦虑等心理障碍，这种心理的改变不仅会影响患者的治疗，还会对患者的心理有所影响。这种疾病往往会让少儿产生自卑、羞涩、恐惧的心理，形成自闭的性格，严重影响他们心理的健康发育。因怕被别人笑话和鄙视，不敢穿展现形体美的漂亮时装，很少或根本不敢参加健美和体育运动，如游泳等。这样的患者常常有很强的自卑心理，本人和家庭常需承受极大的心理压力。

★ 小知识

1. 腹内斜肌和腹外斜肌是片状肌肉，主要功能是旋转脊柱。

2. 腰方肌位于人体腰部后侧，其作用是稳定腰部椎体，脊柱侧弯后，凸侧腰方肌会变强。

3. 竖脊肌位于背部脊柱两侧，从上到下贯穿整个脊柱，分为纵向的三条肌柱。竖脊肌是一对非常强大的伸展脊柱的肌肉，脊柱侧弯后，该肌肉也被迫出现两侧不平衡的情况。

4. 髂腰肌由腰大肌和髂肌构成，是非常重要的屈髋肌。腰椎侧弯后，凹侧腰大肌会被动拉长。

5. 背阔肌位于腰背部和胸部后外侧皮下，为全身最大的阔肌，呈直角三角形。脊柱侧弯后，背阔肌在凹侧缩短，在凸侧被拉长。

第二篇

脊柱侧弯的预防

第一节 建立脊柱侧弯筛查制度和防控体系

一、建立脊柱侧弯筛查制度

当前，脊柱侧弯已成为继肥胖、近视之后，影响我国儿童、青少年的第三大"健康杀手"。脊柱侧弯早期没有明显症状，不痛不痒，也看不出明显的躯体畸形，因此常常被忽略。但"早发现、早预防、早治疗"已成为脊柱侧弯防治的共识。所以，定期对儿童、青少年进行脊柱侧弯筛查显得尤为重要。如图 2-1 所示，为脊柱侧弯筛查非常简单有效的方法——弯腰实验。

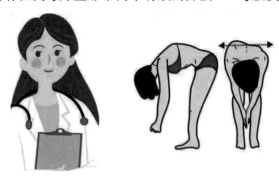

图 2-1 利用弯腰实验筛查脊柱侧弯

为了有效遏制我国学生的脊柱侧弯发生率，2021 年，教育部等五部门发布《关于全面加强和改进新时代学校卫生与健康教育工作的意见》（以下简称《意见》），《意见》中指出，要预防、控制学生近视、肥胖、脊柱弯曲异常等发生、发展，将脊柱健康检查纳入中小学生体检项目。相信这一《意见》的实施对于我国学生脊柱侧弯问题的解决将产生重大作用。

二、建立脊柱侧弯防控体系

防控大于治疗，脊柱侧弯防控工作是一项系统性工程，应建立"学生—家庭—学校"多位一体的学生脊柱侧弯综合防控体系。家长平时应提醒孩子保持正确的姿势，如在学习的时候注意坐姿，不要歪头写字，提醒孩子不跷"二郎腿"等。学校一是将预防学生脊柱弯曲，培养学生正确的坐、立、行姿势统筹纳入学校健康教育；二是通过体育课让学生掌握正确的站立行姿势；三是应加强学生的体育锻炼，尤其是对腰背肌、核心力量的锻炼，有效守护学生的脊柱健康；四是对全校学生定期开展脊柱侧弯筛查，在筛查中一旦发现学生存在脊柱侧弯问题，应督促家长为孩子积极治疗，促进孩子的健康成长。全社会都应当行动起来，努力创建"学生—家庭—学校"多位一体的学生脊柱侧弯综合防控体系，让儿童、青少年挺直脊梁。

第二节　广泛开展脊柱侧弯防治科普活动

一、科普的重要性

科普是对科技推广的一种自然要求，其产生的良好效果不言自明。脊柱侧弯防治科普是人们了解科学防治、摒弃错误、少走弯路的一个重要手段。通常情况下，脊柱侧弯科普的受众面广、需求性强，是让大众了解、科学认识脊柱侧弯的一种重要形式。科普的支撑之所以重要，就是要让更多的人了解脊柱侧弯，只有这样才能做到有效防控。

二、科普的注意事项

脊柱侧弯的科普应做到：

（1）浅显易懂。科普应把复杂的脊柱侧弯理论和最新的矫治进展用最直观、最便捷，大众最容易理解的方式呈现。

（2）普及知识。科普应将经过时间检验和多方认证的脊柱侧弯防治方法科学地提供给大众，使人们避免盲目性、随意性，或者陷入不必要的判断误区。

（3）搭建平台。科普应在已有的科学成果基础上，汲取古今中外科技知识的丰富养料，把握时代发展的科技脉搏，深入科技领域，联系有关医疗、教育机构搭建起能切实为广大群众解决问题的平台。

（4）去伪存真。社会需要科普的强力支撑，是因为科技的发展产生了许多"真伪"和"歧义"，有必要去伪存真，还原科学的本来面目。

（5）主动出击。多一点科普的主动出击，就少一些愚昧的"毒瘤"滋生和蔓延，多一些科普的肥沃土壤，就少一些贫瘠地、盐碱地的绝收或肆意侵蚀的可能。

三、全面科普，增强广大群众脊柱侧弯积极防治意识

脊柱侧弯问题已严重影响到儿童、青少年的身心健康，且与日常生活紧密相关，但很多家长仍然存在重视程度不够、缺乏科学认识的问题。由于脊柱侧弯的发病存在一定隐蔽性，很多家长没有及时发现并对孩子进行及时的干预，导致患儿脊柱侧弯的角度逐渐加重，更有病重者出现脊髓和脊神经损伤、呼吸系统及心脏功能障碍。有的孩子被筛查出脊柱侧弯，告知家长后，有些家长还是不够重视。虽然做到了早发现，但没有早治疗，结果很多孩子都错过了最佳的治疗时机。所以，脊柱侧弯如何做到早发现、早治疗最为重要，不仅需要全国的医疗机构、教育机构、媒体机构等合作开展广泛的科普活动，还要广泛动员学校和家庭两大阵地，校医、老师、家长三大方面，扎扎实实让广大家长认识到脊柱侧弯的发病原因、危害、预防、治疗方法等，从根本上减少或杜绝脊柱侧弯的发生，让儿童、青少年健康成长。

★　小知识

脊柱侧弯在成年后会不会发生进展？这主要看侧弯角的度数。如果 Cobb 角在 30° 以下，一般不会发生进展，只要患者平时多注意站姿和坐姿，勤锻炼腰背肌，减少脊柱负重，尽可能维持度数即可；如果 Cobb 角在 45° 左右，每年大概进展 1°～2°，那么患者就需要终生进行运动矫正练习，避免脊柱侧弯进一步发展。

第三节　脊柱侧弯的日常生活预防

一、家长应了解必要的育儿知识

父母是孩子的首任教师，是孩子的榜样。父母的言行、思想观念和文化素质无时无刻不在影响着孩子，所以孩子基本素质的形成与家长的培养、教育是分不开的。古今中外众多名人成材的事例无不说明家庭和父母教育的重要性，因此，家长教育是孩子这棵树的"根"，家庭教育是孩子这棵树的"干"，如图 2-2 所示。

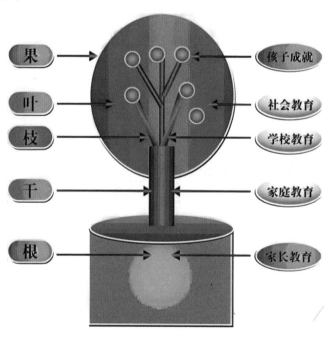

图 2-2　教育的作用

　　孩子的家长应学习掌握必要的育儿知识，了解孩子生长发育的规律，不要让孩子缺失动作发展的任何一个环节——"二抬头、三翻、六坐、七滚、八爬、十站、周岁走"，每一个环节都对脊柱的发展发挥着重要作用。孩子出生以后，三个月之前不要用枕头，不要总抱着，抱得太多，会影响孩子脊柱的发展。三岁前，一定要让孩子多爬行，当前很多孩子缺失"爬"的环节或爬的较少，这对他们脊柱的健康成长是非常不利的。爬行对孩子有莫大的好处。一是可以锻炼孩子身体的协调能力，刺激前庭功能，促进感觉器官的发育，让孩子的身体更加灵活。二是爬行时由于身体位置较低，所以如果想要得到更大更宽的视野，孩子就必须将头抬起来，这一过程就锻炼了孩子颈部的肌肉和骨骼，使其颈部肌肉更加强有力地支撑着头部，促进颈曲的形成。这样可以很好地保持头部的位置，从而保证血管和神经管道的畅通，为孩子的头部获得足够的信息、营养以及血液循环。三是孩子在爬行的同时眼球会随着物体上下左右转动，这样眼睛就得到了很好的锻炼，当孩子长到三岁的时候，就会拥有很好的眼聚焦能力，孩子读书时就不容易出现跳字、跳行等问题。四是当孩子抬头爬行的时候，抬头的动作刺激了位于脑干位置的前庭神经核，这样就可以使孩子的前庭感觉得到很好的发育，使孩子获得更好的专注力和记忆力。

二、日常保持正确的姿势

（一）正确的站姿

　　好的站姿不只是为了美观，其对于健康也非常重要。站姿是人们平时所采用的一种静态的身体造型，也是其他动态身体造型的基础和起点，最易表现人的姿势特征。在交际中，站立姿势是每个人全部仪态的核心，如果站姿不够标准，其他姿势便谈不上优美。正确的站姿，从正面观看，全身笔直，精神饱满，两眼正视，两肩平齐，两臂自然下垂，两脚并拢，身体重心落于两腿正中；从侧面看，两眼平视，下颌微收，挺胸收腹，腰背挺直，整个身体庄重挺拔。如图 2-3 所示，这样的站姿脊柱最舒服。正确的站姿能将脊柱保持在自然又柔和的曲线状态，不会对脊柱造成负担。

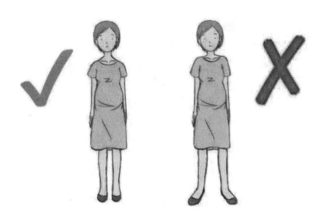

图 2-3　站姿对比

（二）正确的坐姿

坐姿是一种静态姿势，在社交应酬中，坐姿往往是人们的常用姿势。正确的坐姿应当上身挺直、收腹、下颌微收，两下肢自然分开，与肩同宽，坐定后，上身与大腿、大腿与小腿所形成的角度均为 90°，如图 2-4 所示。如有可能，应使膝关节略高出髋部。如坐在有靠背的椅子上，则应在上述姿势的基础上尽量将腰背紧贴椅背，这样腰骶部的肌肉就会处于放松状态。久坐之后，应活动一下，松弛下肢肌肉。坐着比站着带给腰椎的负担大，坐在地上又比坐在椅子上带给脊椎的负担大。

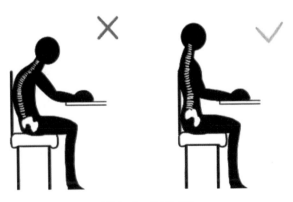

图 2-4　坐姿对比

学校的座椅，不可能适合每一个孩子，所以家长要教导孩子，坐椅子时不要坐到最深处，要坐椅子的前三分之一或二分之一，并且上半身要坐直，不要呈弯腰驼背的姿势；平时不要跷二郎腿，不然不利于骨盆和脊柱健康；每坐40～60分钟，就要起身活动10分钟。

（三）正确的行姿

出门行走是人们每天都要进行的室外活动，在各种场合，人们都要走得正确、优雅、有节奏感，这是走姿的最基本要求。人的正常走姿应当是身体直立，昂首挺胸，收腹直腰，两眼平视前方，肩平不摇，双臂自然前后摆动，脚尖微向外或向正前方伸出，两腿有节奏地向前交替迈出，重心落在后脚跟上，不能使身体重心过度前倾或左右偏移，大致走在一条等宽的直线上。走路时，步履要轻捷，两臂要随身体自然摆动，如果走路时身体前俯后仰、左摇右摆，或者两脚同时向里侧呈八字形，都显得不雅观。行走时，男女的步伐还有一定区别：男子步履要雄健有力，不慌不忙，展现雄姿英发、英武刚健的阳刚之美；女子步履要轻捷优雅，步伐适中，不快不慢，展现出温柔、矫健的阴柔之美。行走时应克服不雅的走姿，包括重心不稳、弯腰驼背、左摇右晃、步履拖沓、内八字脚或外八字脚、背手、插兜、抱肘、叉腰、拖拉着鞋走出嚓嚓声响，等等。不雅的走姿会破坏走韵平衡对称及和谐一致的感觉，不利于脊柱的健康，如图2-5所示。

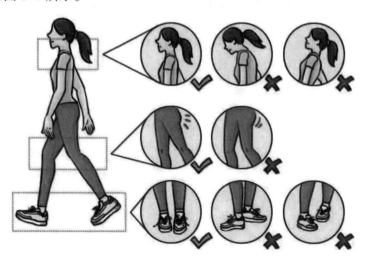

图2-5 行姿对比

（四）正确使用电脑的姿势

使用电脑已成为生活的重要组成部分，要保护脊椎健康，就要严格控制使用电脑的时间，使用时要保持正确的电脑使用姿势。正确使用电脑，首先，应保证电脑屏幕的中央与眼睛在同一水平线，这样就不会向下看屏幕，使颈椎和背部的肌肉被拉紧。其次，应将键盘放在屏幕前，然后调整椅子的高度，使键盘大致与肘部水平，肘部弯曲约90°，对准肩关节的正下方，上臂自然放在身体两侧，使身体不用前倾就可以接触到键盘；应选择靠背高度合适（从臀部至枕骨）、有扶手的椅子，最好使整个臀部坐满座椅，使背部靠到椅背上，维持背部挺直。最后，坐的时候不要跷脚，上半身应保持颈部直立，下半身腰部挺直，膝盖自然弯曲呈90°，并维持双脚着地的姿势，如图2-6所示。

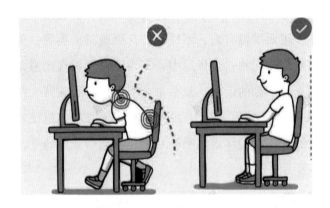

图 2-6　使用电脑姿势对比

★ **小知识**

　　使用电脑时，应使用专用的电脑椅，坐在上面遵循"三个直角"：电脑桌下膝盖处形成第一个直角，大腿和躯干是第二个直角，手臂在肘关节处形成第三个直角。肩胛骨靠在椅背上，双肩放下，下巴不要靠近脖子。两眼平视电脑屏幕中央，座椅最好有支持性椅背及扶手，并能调整高度。

三、给孩子选一个合适的书包

书包是孩子的好搭档，每天都会伴随着孩子。如图 2-7 所示，孩子书包过重或背书包方式错误，会造成背部损伤和肌肉疲劳，引起脊椎后弯、侧弯、前倾或扭曲。为了孩子的健康，家长在选择书包时应注意以下几点：

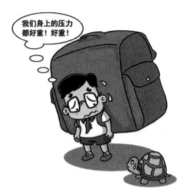

图 2-7　过重的书包

（1）不要选择单肩书包。单肩书包是非对称的背包，背单肩书包时，两肩受力明显不平衡，长期背单肩书包，会使腰椎的曲度和胸椎的形态产生显著变化；单肩书包还会使肌肉长期处于应力不平衡的状态，容易使脊柱的形态发生改变，诱发脊柱侧弯。

（2）书包背带容易松动的不要买。背带容易松动会导致孩子在背包时肩带两侧长短不一，进而造成肩部两侧受力不均，引发脊柱侧弯等问题。

（3）好的书包应配备胸带和腰带，包内有固定带。带有胸带和腰带的书包可以有效分散肩、颈、背部的压力，有效保护脊柱和背部肌肉。包内固定带可将内容物固定，不晃动，这样做的目的是通过保持书包重心的稳定，让脊柱处在一个相对均衡的直立状态，减少在行走过程中书包重心的变动，避免因此导致的脊柱疲劳，维持脊柱的稳定性。

（4）选择背部有一层海绵衬垫、底部有底板支撑的书包。有海绵衬垫的书包具有很好的缓冲作用，能够保护脊柱和背部肌肉免受冲击；有底板的书包，在装载物品时不会产生大幅度的变形，导致书包重心频繁改变，影响孩子身体重心的稳定性。

（5）书包的背部应该有较好的透气性。较好的透气性可以保持空气的较好流动，加速汗液蒸发，避免在炎热天气由于背部闷热而导致出汗，减少在脱下书包后由于骤然受凉而导致的脊柱问题。

（6）如果选择了拉杆书包，应该拉着走，两手应定时轮换，这样不会给身体造成影响。不要背着拉杆书包走，拉杆书包上的两条拉杆会挤压背部，造成肌肉疲劳，久而久之导致脊柱侧弯。

（7）书包自重不要太大，尽可能在 1kg 之内。重量轻的书包才能使孩子背得轻松，对脊柱的伤害也会更小。

（8）书包的整体重量不应该超过自身体重的 10%。

四、孩子的鞋一定要大小合适

（1）鞋子伴随孩子成长的每一天，不合适的鞋子会给孩子的成长带来一系列问题：

第一，脚形改变。孩子正处于生长发育的黄金期，如果鞋子不适合他们的脚，就会导致脚部形状发育受到影响。例如，有的家长喜欢给孩子穿旧鞋，因为家长觉得孩子的发育速度实在太快，穿旧鞋会比较节省开支。但是旧鞋在给孩子穿之前，就已经有了其他孩子的脚部形状，这会使自己孩子的脚型生长受到其他脚型的影响。双脚是人体的根基，是人体最低的平面，一旦双脚发育不一致就会引发长短腿、骨盆侧倾、脊柱侧弯等问题。

第二，走路姿势改变。孩子穿不适合自己的鞋子，对于他们的走路姿势也会带来一定的影响。例如，靴子、皮鞋这类比较重的鞋子，会使孩子在走路的时候增加许多负担。长久以往，孩子就会出现内八字、外八字等情况，不良走姿的产生会作用于腿部骨骼，引发腿骨变形，形成 O 型腿、X 型腿等问题。双腿是骨盆的支架，双腿一旦变形，势必会影响骨盆的稳定性，而骨盆又是脊柱的底座，骨盆倾斜必然会导致脊柱形变。

第三，脊椎发育受损。脚底血管以及神经非常多，它们连接着人体的脊柱和大脑，所以当孩子穿了不适合自己的鞋子后，脊柱发育就会受到影响。

（2）不合适的鞋子会给孩子带来很多问题，所以，家长在给孩子挑选鞋子的时候，选一双适合他们穿的鞋子就显得非常重要了。挑选鞋子应注意以下几点：

第一，晚上试穿挑选的鞋子最合适。很多家长在给孩子买鞋子的时候，都会让孩子试穿，往往会买大小正合适的那双，但是买回家穿的时候，却发现鞋子有些挤脚。这是因为在挑选鞋子的时候，家长忽略了双脚可能存在一天内不同时间大小变化的问题，所以才会出现这种情况。孩子休息了一晚上，早上起来或上午时，脚相对是比较小的，而活动了一上午或一天后，双脚因为血液循环充分和温度升高会发生膨胀，尺寸会比早上或上午略大一些。所以在买鞋子的时候，家长要尽量挑选下午或者晚上的时候去买，特别是在晚上试穿的鞋子，会更接近平日里双脚的状态。如果是上午买鞋子的话，那么尽量要挑选比双脚略大一些的鞋子，这样买来的鞋子穿上后，孩子才会感觉更加舒适。

　　第二，挑选适合孩子穿的材质。很多家长在给孩子挑选鞋的时候，往往会注重鞋子的颜值还有样式，但却忽略了鞋子的材质是否适合孩子。孩子正处于生长发育状态，而且每天活动量特别大，所以给孩子挑选运动鞋会更加适合，如图 2-8 所示。因为这类鞋子的透气性比较好，而且穿起来也更加符合孩子的脚掌形状，这种鞋具备运动性能，所以即使孩子穿着鞋子一直活动，也不会有问题。

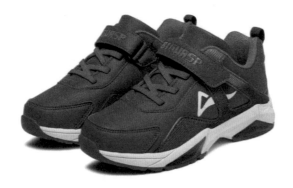

图 2-8　儿童运动鞋

　　第三，挑选保护性能好的鞋子。家长在给孩子挑选鞋子的时候，要注意鞋子对于孩子脚部的保护。一双能够防滑，并且保护脚踝的鞋子，往往可以让孩子更加安全地活动。所以在挑选鞋子的时候，要尽量挑选能够保护孩子脚踝，并且可以给孩子减轻负担的鞋子，这样能让孩子在活动的过程中，不会因为鞋子的原因，而出现过度费力的情况。具有保护性能的鞋子，也能够让孩子在运动的时候，保持脚部的正常活动，使孩子的身体发育不出现偏差。

　　第四，不要为孩子选择鞋底过硬或过厚的鞋。鞋底过硬或过厚的鞋子会让孩子在行走时无法感受地面的反作用力。一是会导致足底无法接受足够的刺激，不利于足弓的后天重建。二是会增加脊柱的承重力。

五、睡眠应该注意的问题

（1）睡觉时，为维持颈椎的正常弧度，可以选择符合颈部正常弧度的健康枕头，如图 2-9 所示，不要睡高枕头。平睡时枕头的高度大约为自身的 1 个拳头，侧睡时候枕头高度大约为 1.5 个拳头。舒适、合适高度的枕头不仅对健康睡眠有良好的促进作用，对颈椎的健康也十分重要。枕头主要填充在后脑勺到肩膀这部分空隙，合适的枕头可以让颈椎保持正常的生理曲度。如果枕头高度不合适，长时间使用会造成颈椎肌肉和韧带的损伤，还会影响大脑的供血、供氧，不利于颈椎病的治疗。

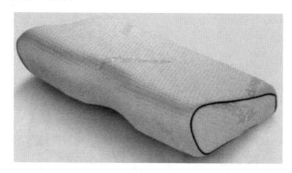

图 2-9　健康枕

（2）人在床上的睡眠姿势不外乎三种，即仰卧、侧卧和俯卧。仰卧和俯卧时，身体与双腿都只能固定在伸直的位置，难以变动，且腿伸直时肌肉会处于紧张状态，不能充分休息。仰卧时双手会自然地放在胸口，容易压迫心肺，也容易因舌根后坠而出现打呼噜甚至夜间憋醒的情况。俯卧时胸腹部受压明显，口、鼻有时候也会被枕头捂住，为了避免呼吸不畅，头就会长时间偏向一侧，使颈椎扭伤和侧弯，俯卧位还会压迫心肺，不利于呼吸和心脏泵血。侧卧位时四肢可以放在较舒服的位置，有利于全身肌肉的放松，胸部受压最小，也不容易引起打呼噜或呛咳。从人体解剖结构来看，向右侧卧位最好，因为心脏在胸腔的左侧，右侧卧位时心脏位置高，胸腔内受压最小，有利于减轻心脏负荷，从而使心脏的排血量增多。同时，胃通向十二指肠的开口位于左侧，右侧卧位有利于食物从胃排入十二指肠，有助于食物的消化和吸收。

（3）不要趴在桌子上睡。如图2-10所示，当前很多孩子上学中午不回家，在学校吃过午饭后就趴在课桌上午睡，这对于脊柱的健康是非常不利的。一是趴在桌子上睡觉时，会拿自己的胳膊当枕头，左右侧歪头睡觉，或额头放在手臂上睡，这会导致颈椎和腰椎弯曲过度；由于个人姿势的不同或相对桌子高度的不同，还会导致患者出现颈椎问题。二是由于人体脊柱两侧的肌肉具有一定的调节能力，所以如果偶尔一次趴桌子睡觉一般不会导致脊柱侧弯，但如果孩子长期趴在桌子上睡觉，特别是进入深度睡眠后，脊柱两侧的肌肉调节能力下降，会对脊柱造成严重影响，引起脊柱侧弯、椎间盘突出症等问题。

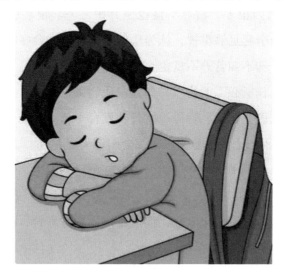

图2-10　趴在桌子上睡

六、合理饮食，保持合理体重

（1）肥胖能导致很多疾病。严格来说，肥胖和脊柱侧弯没有必然联系，但是身体超重会增加脊柱的负担，使脊椎的承重增加，容易导致驼背。驼背也是脊柱问题的一种。

（2）肥胖者的肌肉韧带比较松弛，皮下脂肪比较多，不能对脊柱起到固定作用，因此，肥胖者脊柱侧弯多发。

（3）肥胖者脂肪多，脊椎承受的重量大，如果患者形成了不好的生活习惯，就容易导致脊柱侧弯，并且很容易恶化。

（4）人体脊柱主要承受上半身的重量，一旦发生脊柱侧弯，重量分配就会失衡。失衡状态下，重量越大，脊柱侧弯加重的风险就越大；相反，重量越小，加重风险也就越小。所以，无论脊柱是否有问题，保持合理体重都是非常必要的。

七、摄取足够营养，促进骨骼良好发育

脊柱侧弯的病因很多，营养不良也是其中之一。很多患儿家长起初只感觉孩子瘦弱，并未引起足够重视，认为他们长大了自然会多吃饭、常锻炼，长高长胖不是问题，殊不知营养不良也会导致脊柱畸形。这是因为少儿营养不良会造成缺少人体生长所必需的物质，如蛋白质、微量元素、维生素等。长期的营养不良容易导致患儿肌肉、骨骼、软骨的发育不全。例如，有些患儿从小因为缺少维生素 D 而出现了佝偻病，这就会引起脊柱侧弯。又如，脊柱两侧肌肉发育不良造成肌力不平衡，亦可能引起脊柱侧弯的发生。

平时在饮食方面应注意饮食平衡，不偏食，不挑食，蔬菜水果谷物均衡搭配，还要适当锻炼促进消化吸收，促进骨骼的良好发育，如图 2-11 所示。

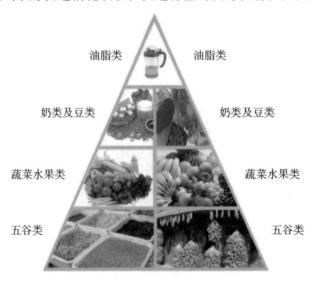

图 2-11　平衡膳食宝塔

八、避免久坐

日常生活中应避免久坐（久坐是指连续坐姿少儿超过 40 分钟，成人超过 1 小时）。久坐后，腰曲会消失，颈曲也会变小，颈、腰曲紊乱会引发病变。因此，避免久坐可以有效防止脊柱伤病，脊柱健，则身体康。

脊柱侧弯者更不能久坐，久坐会增加胸腰椎的应力，会导致胸腰椎出现退行性改变，这对于脊柱侧弯的患者会形成一定的剪切应力，导致侧弯度数进一步加重，引起更为明显的畸形。

★ 小知识

孩子穿的鞋子可以稍微大一点，但不能太大。家长都知道孩子的身体发育是比较快的，有些家长会倾向给孩子选择大一些的鞋子，这样不用频繁地给孩子更换，也不会太浪费，但这样会给孩子带来很多问题：

1. 会导致孩子走路姿势不好。孩子穿偏大的鞋子会出现拖着鞋走或者不抬脚走路的情况，时间一长，就会导致孩子出现身体前倾的问题，孩子走路的姿势也会变难看，导致腿型问题的产生。

2. 会导致孩子摔跤。鞋子太大不合脚，孩子跑来跑去就容易摔跤或者滑倒。

3. 影响足部发育。孩子的足部正处于生长发育期，这时的孩子脚部软骨和骨组织弹性比较大，脚部的皮肤表皮角化层比较薄，如果长期穿大码鞋，可能会导致不能正常走路，容易引起扁平足或足内翻，长此以往，可能还会引起永久性畸形，对孩子的行走或运动都会产生很大的影响。

第四节　脊柱侧弯的运动预防

一、掌握正确的基本运动技能是预防各种不良身体姿态的基础

很多家长为了提高孩子的身体素质，很早就为孩子报了舞蹈、乒乓球等的培训班，认为这对孩子的成长有利。殊不知，在孩子身体尚未成熟之前，过早地进行专项训练，不仅不利于孩子成长，还会使身体产生畸形。

体育的教学基础是基本运动技能。少儿正处于基本运动技能发展的敏感期（敏感期是指在这一时间阶段中，如果给予少儿适当的良性刺激，会促使其更好地发展），成人使用的 80% ～ 90% 的基本运动技能是在敏感期形成的，少儿只有掌握广泛的基本运动技能，才有可能在后续的发展中掌握更加复杂的动作，拥有更高层次的专项运动技能，形成健康的身体形态。这是因为"生命在于运动"，运动离不开力的传递，如果孩子运用基本运动技能时的用力方式是错误的，不断作用于骨骼，久而久之就会使骨骼变形。所以，孩子应该从学习正确的基本运动技能开始。

基本运动技能包括：

（1）移动性运动技能：走、跑、跳、滑、攀、爬、滚、钻等。

（2）稳定性运动技能：下蹲、缓冲、伸展、屈体、转体、支撑、平衡、悬垂等。

（3）操作性运动技能：投球、抛球、拍球、踢球、接球、击球、停球等。

二、各种爬行练习是预防脊柱侧弯最有效的运动方式

人类是从四肢爬行逐渐演变成两条腿直立行走的。人类的祖先也属于爬行动物，爬行时脊柱起到"拱梁"的作用，四肢共同分担身体的重量；随着人类的进化，脊柱变成了"顶梁柱"，如图 2-12 所示。

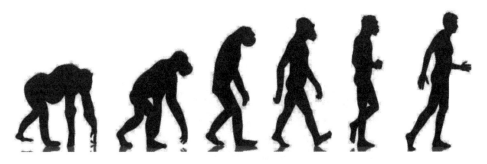

图 2-12　人类进化过程

脊柱被称为人体的生命支柱和第二生命线，正是由于两条腿的直立行走，缩小了肌肉、关节的活动幅度，人类的心肺功能亦相应减弱，因此，人类除大脑外的机体功能均相对降低，特别是脊柱椎体的功能更是受到严峻的挑战。身体直立后，原先由四肢分担的躯干重量全部落到两下肢上，人类的脊椎体根据负重的大小重新组合：原先用来维持平衡的尾巴进化为尾椎，负担最大的骶椎融合成一个整体，以及粗壮的腰椎，相对固定的胸椎，弱小但相对灵巧的颈椎。脊柱功能则主要依靠脊柱周围的肌肉、肌腱、韧带维系，特别是维持人体直立的重要肌肉——竖脊肌，由于始终处于相对紧张状态，难免出现功能的弱化。那么，怎样才能保护并维持脊柱的功能呢？爬行——这一返祖行为对脊柱的保护最为有效。爬行可将全身重量分散到四肢，可活动拉抻脊椎，改善各椎间盘的挤压、移位状况，缓解退行性趋势，有利于防治脊椎病变所造成的颈椎病、脊椎增生、腰椎间盘突出、脊柱侧弯、坐骨神经痛、腰背痛等问题。因此，各种各样的爬行姿势作为一种新型康复疗法，为保护人们的脊椎做出了重要贡献。

（一）各种爬行方法

1. 俯爬

俯爬（也称匍匐爬）的要领：全身俯卧，头部抬离地面，目视前方，屈肘；爬行时左臂前伸，五指张开全掌按地，右腿屈膝前移，用左前臂和右膝内侧同时支撑，右脚前蹬伸直，使躯干向前移动。在进行俯爬时，要注意胸、腹始终着地，然后右臂前伸，左腿屈膝前移，反复前行，如图 2-13 所示。

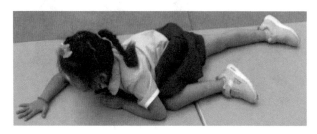

图 2-13　俯爬

2. 跪爬

跪爬是以两手和两膝着地，手膝交替依次爬行的方法。爬行时，头抬起向前看，五指分开着地，两臂与肩同宽，两膝着地，与肩同宽，手膝交替连续向前爬行，如图 2-14 所示。

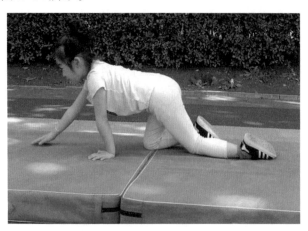

图 2-14　跪爬

3. 手足爬

手足爬是以两手和两脚着地，手足交替依次爬行的方法。爬行时头抬起，五指分开着地，两臂与肩同宽，双足着地分开约一肩半宽，脚前掌着地，膝微屈，手膝交替连续向前爬行，如图 2-15 所示。

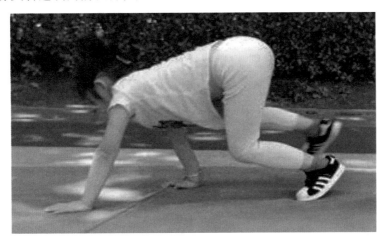

图 2-15　手足爬

4. 螃蟹爬

螃蟹爬与跪爬的不同就在于其是侧向爬行，这一爬行姿势要求双手双膝撑于地面，向左侧前进时，左侧手和右侧脚同时向左移动，而后，右侧手和左侧脚同时向左移动；向右侧前进时，异侧手脚配合向右移动，如图 2-16 所示。

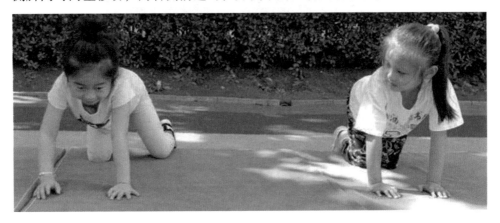

图 2-16　螃蟹爬

5. 蚂蚁爬

蚂蚁爬时背部朝向地面，四肢撑地，臀部抬离地面，向脚的方向前进，前进时异侧手脚移动（左手右脚或右手左脚），另一对手和脚支撑身体，运动中主要的作用是保持身体平衡，如图 2-17 所示。

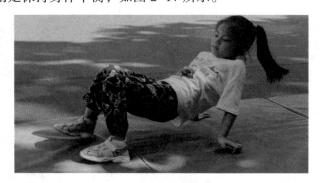

图 2-17 蚂蚁爬

6. 背爬

背爬时要求全身仰卧，手臂放于身体两侧，向头的方向移动，头和上背部微微抬离垫子，左右大幅度摇摆，同时两腿屈膝，两脚交替后蹬，注意与上体的协调配合，上体向哪侧摇摆，哪侧腿蹬伸，移动中注意方向，如图 2-18 所示。

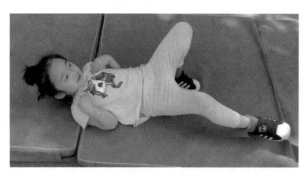

图 2-18 背爬

7. 毛毛虫爬

如图 2-19 所示，进行毛毛虫爬时，身体要自然站立，而后身体呈站位体前屈姿势，双手落地，向前小幅度高频率爬行，同时身体重心下降，爬行至手臂极限时稳定不动，腿部保持伸直，双脚同样以小幅度高频率向前爬行至极限，而后双手再向前，手脚交替前行。

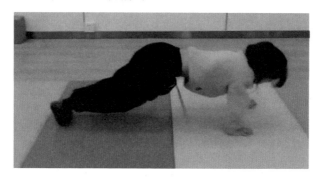

图 2-19　毛毛虫爬

（二）爬行的练习方式及方法

1. 名称：穿越封锁线

（1）情景导入：小战士们！接到上级命令，今天我们要秘密穿越敌人的封锁线，把敌人的碉堡炸毁！

（2）练习方法：把学生分成两队，在每队前摆放体操垫，在体操垫上架设一定高度的横杆（只能通过俯爬才能通过），在体操垫末端前 5 米处摆放筐当作碉堡，学生手持沙包当作手榴弹，通过俯爬至体操垫末后将沙包投入筐中。一个循环结束后可以看看哪个队投入筐中的沙包多。练习队列队形及场地布置如图 2-20 所示。

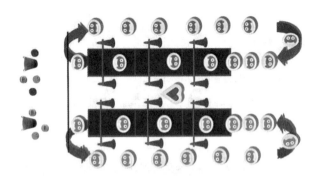

图 2-20　穿越封锁线练习队列队形

2. 名称：小蚂蚁运粮食

（1）情景导入：同学们！要下雨了，我们需要帮助小蚂蚁把粮食运到山洞里。

（2）练习方法：将学生分成两路纵队，通过蚂蚁爬的形式把粮食（用沙包代替）放在肚子上，一袋一袋爬行通过体操垫，钻过门洞，把粮食放入筐中后跑着返回。蚂蚁爬的动作练习熟练后，老师可以让两队进行接力赛，看哪一队小蚂蚁最先完成粮食运输任务，运输过程中食物不能掉落，一旦掉落需要返回队尾重新开始。练习队列队形及场地布置如图 2-21 所示。

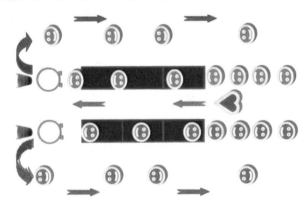

图 2-21　小蚂蚁运粮食练习队列队形

3. 名称：花样爬行大比拼

（1）情景导入：同学们！今天我们进行爬行大比拼，看看哪个队完成得最棒！

（2）练习方法：把学生分为两队，在每队前无缝隙竖摆3个2米×1米的体操垫，学生在教师指导下分别进行跪爬、手足爬、俯爬、蚂蚁爬、毛毛虫爬、螃蟹爬、背爬的练习。待学生将这几种爬行姿势都掌握后，可以进行各队间的各种爬行接力比赛，通过比赛使学生的各种爬行技能得到进一步发展。练习队列队形及场地布置如图2-22所示。

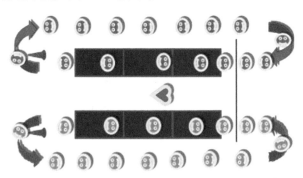

图2-22 花样爬行大比拼练习队列队形

老师每周应带孩子进行两次半小时左右的爬行练习，这对于预防脊柱侧弯的产生或解决脊柱的一些问题（轻度的脊柱侧弯、头前伸、驼背、腰背痛等）都是有效的。

三、必要的力量练习是预防脊柱侧弯的保障

206块骨骼搭建起了人体的骨架结构，而骨架结构及位置的固定依赖强有力的肌肉、韧带和关节囊，所以科学的力量强化练习是稳定骨架、防止脊柱侧弯非常有效的方法。

（一）腰背肌力量强化循环练习

腰背部肌肉是维持脊柱稳定性的重要结构之一，强壮的腰背部肌肉就像脊柱强有力的保护伞，加强对于腰背肌的锻炼，有助于维持和增强脊柱的稳定性，可以有效预防急慢性腰部损伤及脊柱侧弯。下面介绍几组腰背肌的循环练习动作，这些动作可以使躯干前后左右都得到很好的强化训练，每四个动作为

一个循环，第一个循环需要家长协助完成。此训练保证了腰背肌群的全面发展和平衡发展，对于预防脊柱侧弯非常有效。一开始练习时，如果孩子起不来或完成效果差，教师或家长可以在孩子躯干部位铺垫物品形成斜坡，降低难度，每次练习在一个循环练习后稍作休息再进行下一个循环练习，每周练习2～3次，每次反复进行2～3组的循环练习，就可以非常有效地提高腰背肌群的力量，达到很好的预防脊柱侧弯的效果。

1. 仰卧起坐练习

首先，让孩子屈膝躺于垫上，双手合十前伸，教师或家长双脚轻轻踩于孩子脚背上，起到远固定的效果，一只手伸于腹前，掌心向下，如图2-23a所示；而后，让孩子腹直肌发力将上体抬起，使双手指尖触碰教师或家长手心即可，反复练习8～12次，如图2-23b所示。

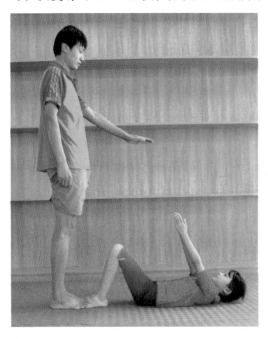
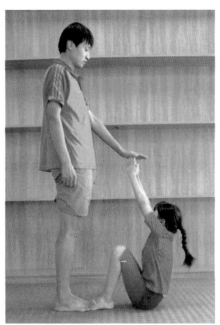

a　　　　　　　　　　b

图2-23　仰卧起坐练习

2. 左侧卧起飞练习

孩子完成仰卧起坐练习后，身体向左侧呈直线卧于垫上，左手伸出，掌心向下，右手放于体侧，教师或家长双膝跪于孩子足部两侧，双手按压住孩子脚踝，如图 2-24a 所示；而后，让孩子身体上侧方的肌肉用力，上体侧方抬起，如图 2-24b 所示，反复练习 8～12 次。

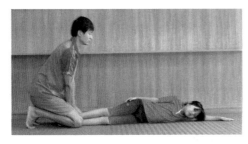 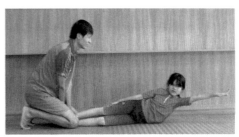

a b

图 2-24 左侧卧起飞练习

3. 背飞练习

孩子完成左侧卧起飞练习后，俯卧于地面，双手前伸，教师或家长双膝跪于孩子脚部两侧，双手压住孩子脚踝，如图 2-25a 所示；而后，让孩子上体向上用力抬起后还原，反复练习 8～12 次，如图 2-25b 所示。

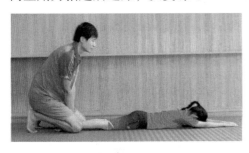 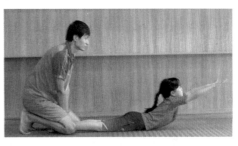

a b

图 2-25 背飞练习

4. 右侧卧起飞练习

孩子完成背飞练习后，身体向右侧呈直线卧于垫上，右手伸出，掌心向下，左手放于体侧，教师或家长双膝跪于孩子足部两侧，双手按压住孩子脚踝，如图 2-26a 所示；而后，让孩子身体上侧方的肌肉用力，上体侧方抬起，如图 2-26b 所示；反复练习 8 ～ 12 次。

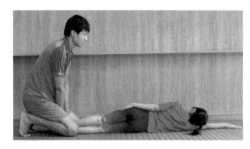 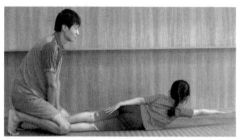

a　　　　　　　　　　　　　　b

图 2-26　右侧卧起飞练习

5. 仰坐伸展练习

首先，屈膝，两脚分开，与肩同宽坐于垫上，双手置于臀部侧后方，如图 2-27a 所示；而后，左手和腰腹部充分向上伸展，两脚和右手三点支撑，如图 2-27b 所示；随后还原，换右手和腰腹部充分向上伸展，两脚和左手三点支撑，如图 2-27c 所示，左右手两侧交替练习，反复 8 ～ 12 次。

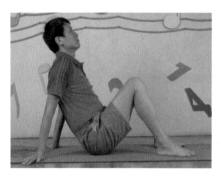 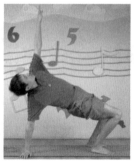 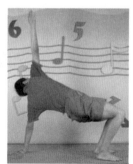

a　　　　　　　　　　b　　　　　　　　　　c

图 2-27　仰坐伸展练习

6. 左侧卧伸展练习一

首先，身体呈一条直线左侧卧于垫上，左臂屈肘支撑，右臂放于体侧，两脚一前一后支撑于垫上，如图 2-28a 所示；而后，右手向头部伸展，躯干充分伸展侧起，如图 2-28b 所示；随后还原，反复练习 8 ～ 12 次。如果完成该动作较为困难，可以先从屈膝支撑开始，循序渐进。

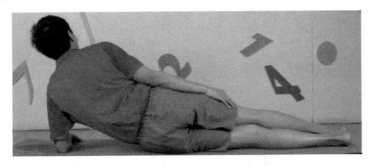

a

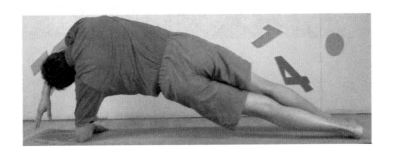

b

图 2-28　左侧卧伸展练习一

7. 俯卧上下肢交替伸展练习

首先，身体俯卧于垫上，两手、两脚充分伸展，如图 2-29a 所示；而后，左臂、躯干、右腿充分向上抬起，如图 2-29b 所示；随后还原，更换右臂、躯干、左腿充分向上抬起，如图 2-29c 所示。该组动作需反复练习 8 ～ 12 次。

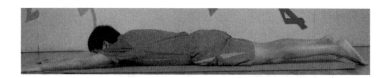

a

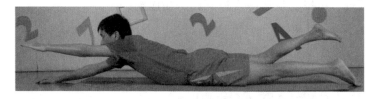

b

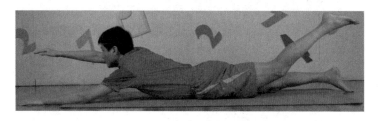

c

图 2-29　俯卧上下肢交替伸展练习

8. 右侧卧伸展练习一

首先，身体呈一条直线右侧卧于垫上，右臂屈肘支撑，左臂放于体侧，两脚一前一后支撑于垫上，如图 2-30a 所示；而后，左手向头部伸展，躯干充分伸展侧起，如图 2-30b 所示；随后还原，反复练习 8 ～ 12 次。

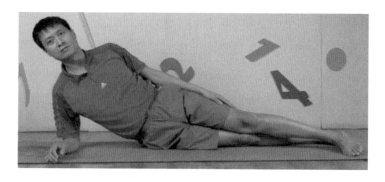

a

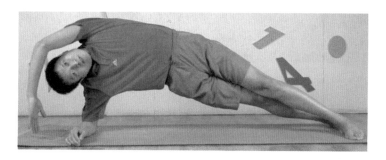

b

图 2-30　右侧卧伸展练习一

9. 坐姿伸展练习

首先，两腿并拢，屈膝坐于垫上，两手向前伸展，双足抬离地面做好准备，如图 2-31a 所示；而后，上体后倒、两腿充分前伸靠近地面，但不能接触地面，如图 2-31b 所示；随后还原，反复练习 8 ～ 12 次。

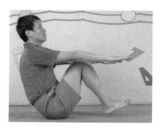

a

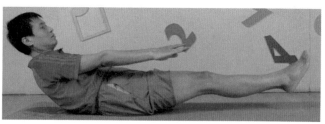

b

图 2-31　坐姿伸展练习

10. 左侧卧伸展练习二

首先，身体呈一条直线向左侧卧于垫上，左臂屈肘支撑，右臂放于体侧，两脚并拢支撑于垫上，如图 2-32a 所示；而后，右手、右腿向上伸展同时躯干充分伸展侧起，如图 2-32b 所示；随后还原，反复练习 8 ～ 12 次。如果完成该动作较为困难，可以先从屈膝支撑开始，循序渐进。

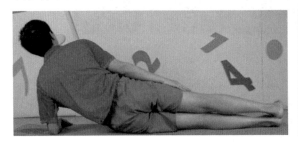
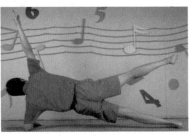

a

b

图 2-32　左侧卧伸展练习二

11. 跪姿上下肢交替伸展练习

首先，两手与肩同宽，两膝呈跪姿于垫上，大腿与地面垂直，如图 2-33a 所示；而后，左臂、右腿抬起向腹下靠拢，左肘触碰右膝，如图 2-33b 所示；之后左臂、右腿充分向前、向后伸展，如图 2-33c 所示；随后还原至图 2-33b 姿势，反复练习 8 ～ 12 次；左臂和右腿练习后，换右臂和左腿进行练习，如图 2-33d 所示。

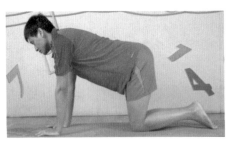
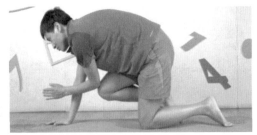

a

b

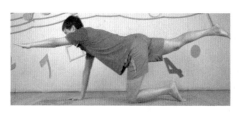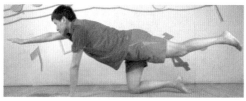

c　　　　　　　　　　　　　d

图 2-33　跪姿上下肢交替伸展练习

12. 右侧卧伸展练习二

首先，身体呈一条直线向右侧卧于垫上，右臂屈肘支撑，左臂放于体侧，两脚并拢支撑于垫上，如图 2-34a 所示；而后，左手、左腿向上伸展，躯干充分伸展侧起，如图 2-34b 所示；随后还原，反复练习 8 ～ 12 次。如果完成该动作较为困难，可以先从屈膝支撑开始，循序渐进。

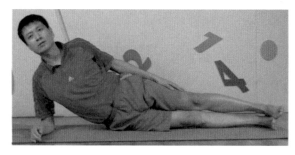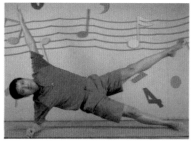

a　　　　　　　　　　　　　b

图 2-34　右侧卧伸展练习二

13. 卧姿卷腹练习

首先，两腿并拢，屈膝、屈肘，两手放于双耳两侧（注意不要抱头，抱头可能损伤颈椎），上体略抬起坐于垫上，如图 2-35a 所示；而后，左腿向前伸展，右腿向躯干收缩，转动躯干，使左肘触碰右膝，如图 2-35b 所示；随后还原，右腿向前伸展，左腿向躯干收缩，转动躯干，使右肘触碰左膝，如图 2-35c 所示，交替反复练习 8 ～ 12 次。

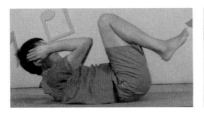
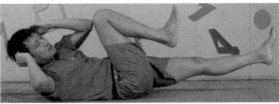

a   b

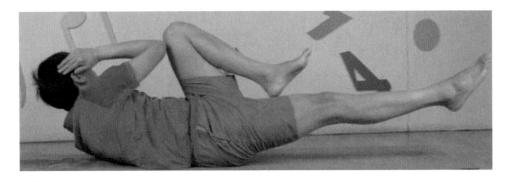

c

图 2-35　卧姿卷腹练习

14. 左侧卧伸展练习三

首先，身体呈一条直线向左侧卧于垫上，左手向头上方伸展，手心朝下，右手放于胸前，手掌朝下起稳定支撑作用，两脚并拢，支撑于垫上，如图 2-36a 所示；而后，左手、躯干、双腿向上充分伸展侧起，如图 2-36b 所示；随后还原，反复练习 8 ～ 12 次。注意两腿应始终保持并拢。

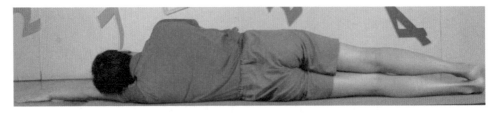

a

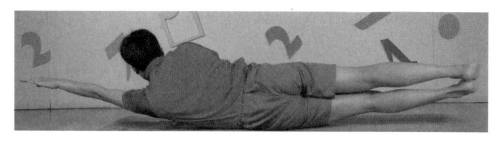

b

图 2-36　左侧卧伸展练习三

15. 卧姿上下肢同时伸展练习

首先，身体俯卧于垫上，两手、两脚充分伸展，如图 2-37a 所示；而后，双臂、双腿同时充分向上伸展，腹部离开地面，如图 2-37b 所示；随后还原，反复练习 8 ～ 12 次。

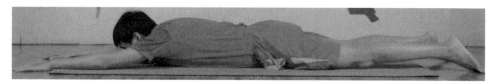

a

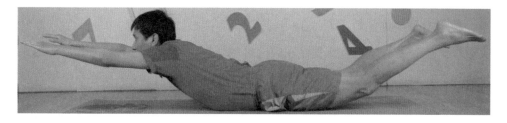

b

图 2-37　卧姿上下肢同时伸展练习

16. 右侧卧伸展练习三

首先，身体呈一条直线向左侧卧于垫上，左手向头上方伸展，手心朝下，右手放于胸前，手掌朝下起稳定支撑作用，两脚并拢，支撑于垫上，如图 2-38a 所示；而后，左手、躯干、双腿向上充分伸展侧起，如图 2-38b 所示；

随后还原，反复练习 8 ～ 12 次。注意两腿应始终保持并拢。

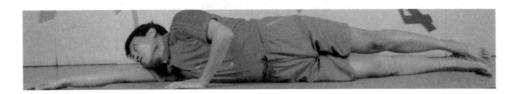

a

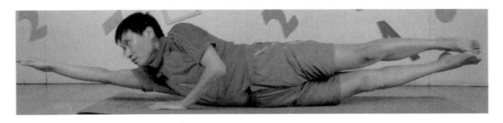

b

图 2-38　右侧卧伸展练习三

（二）核心力量强化练习

核心力量训练是力量训练的一种形式。"核心"是人体的中间环节，即肩关节以下、髋关节以上包括骨盆在内的区域，是由腰、骨盆、髋关节形成的一个整体，包含 29 块肌肉。核心肌肉群担负着稳定重心、传导力量等作用，是整体发力的主要环节，对上下肢的活动、用力起着承上启下的枢纽作用。强有力的核心肌肉群，对生活中的姿势控制，运动中的身体姿势、运动技能和专项技术动作起着稳定和支持作用。所以，核心肌肉群的训练可以非常好地增强肌肉对骨骼位置的稳定能力，防止脊柱侧弯的发生。前面介绍的"腰背肌力量强化循环练习"也属于核心力量练习。

1. 臀桥练习

首先，让孩子仰卧于垫上，弯曲膝关节，挺胸收腹，背部平贴于地面，如图 2-39a 所示；而后，让孩子臀部发力，将身体上抬呈一条直线，腰背挺直，保持腹部收紧，肩胛贴紧地面，肩、髋、膝呈"三点一线"，向上呼气，向下吸气，反复练习 8 ～ 12 次，如图 2-39b 所示。

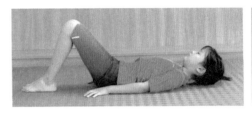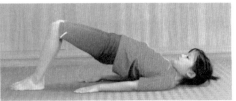

a　　　　　　　　　　　　　　　　b

图 2-39　臀桥练习

2. 跪爬后蹬练习

首先，让孩子跪趴于垫上，两手与肩同宽，两腿并拢，两手、大腿与地面垂直，如图 2-40a 所示；而后，让孩子左腿充分向后上方蹬伸，反复练习 8 ～ 12 次，如图 2-40b 所示；之后换另一侧腿练习 8 ～ 12 次，如图 2-40c 所示。

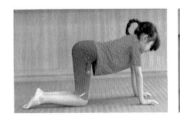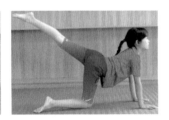

a　　　　　　　　　　b　　　　　　　　　c

图 2-40　跪爬后蹬练习

3. 俯卧抗阻屈膝练习

首先，让孩子俯卧于垫上，教师或家长坐在其后方，把两条阻力圈的一端分别套于孩子的两个脚踝上，另一端握于手中压于垫上，起到固定作用，如图 2-41a 所示；而后，让孩子屈膝用力，使双足靠近臀部，反复练习 8 ～ 12 次，如图 2-41b 所示。

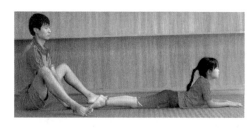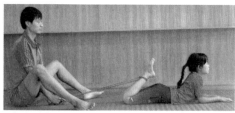

a   b

图 2-41 俯卧抗阻屈膝练习

4. 强展式练习

　　首先，让孩子两脚与肩同宽站立，把阻力圈的一端踩于足下，两手与肩同宽握住阻力圈另一端，如图 2-42a 所示；而后，让孩子微微屈膝、屈髋下蹲后两手用力，直臂拉伸，向上充分伸展后还原，反复练习 8 ～ 12 次，如图 2-42b 所示。

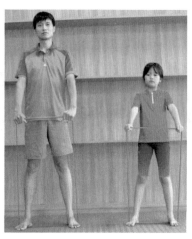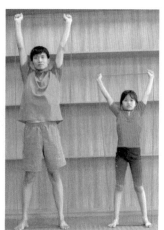

a   b

图 2-42　强展式练习

5. 拉展式练习

首先，让孩子两脚开立，与肩同宽，将阻力圈对折，在减小阻力圈直径的同时增大一倍阻力，如图 2-43a 所示；而后，让孩子把阻力带一端踩于足下，屈髋，上体前倾，另一端握于两手，两腿伸直，如图 2-43b 所示；使孩子两腿蹬伸，上体抬起，后背挺直，挺胸两肩后展，之后还原，反复练习 8～12次，如图 2-43c 所示。

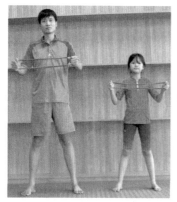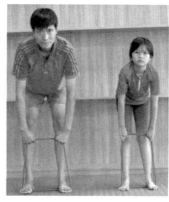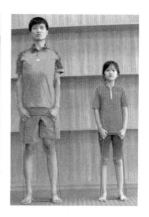

a   b   c

图 2-43 拉展式练习

6. 抗阻扩胸练习

首先，让孩子两脚开立，与肩同宽，两臂向两侧伸展，把阻力圈两端搭于两手虎口，如图 2-44a 所示；而后，让孩子把阻力圈两端分别从双手背上缠绕一圈，握住，这样阻力圈由虎口内侧穿过，不至于过分勒手，如图 2-44b、2-44c 所示，然后把阻力带置于胸前，与肩同高，如图 2-44d 所示；之后两手臂向两侧伸展，后背挺直，挺胸两肩后展，如图 2-44e 所示；也可以一手斜向下方，一手斜向上方伸展，如图 2-44f、2-44g 所示；最后还原，反复练习8～12次。

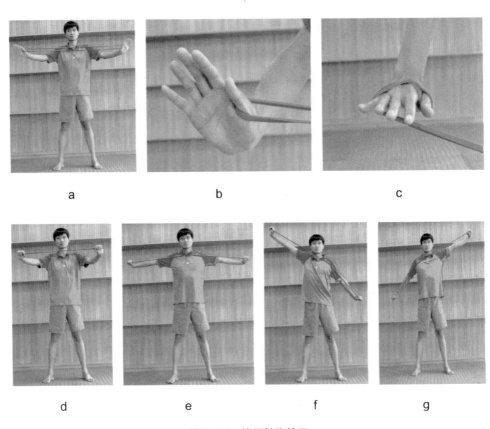

图 2-44 抗阻扩胸练习

在做抗阻扩胸练习时，双臂要平展，从动作上来看，这是通过大脑充分调动运动神经，支配躯体完成双臂平衡展开的动作，并在展开阶段竭力维持双臂平衡，让练习者体会双肩等高的正确身体姿态。脊柱侧弯患者往往会出现高低肩的问题，而这一动作会不断强化肌肉感觉，使双臂形成一条与地面平行的直线，可以有效使练习者通过本体感受器将多种神经传入信号大量反馈至脑部，并通过第二信号系统结合第一信号系统整合处理，帮助练习者维持手臂平衡状态，当练习者的姿势逐步定型后，脊柱近侧肌群、韧带受力及张力状态会发生适应性变化，使练习者保持正确的身体姿态位置，避免脊柱侧弯。

7. 抗阻斜拉练习

首先，让孩子两脚前后站立，左脚在前右脚在后，将阻力圈一端踩于前侧足下，另一端握于斜对侧手中，如图 2-45a 所示；而后，让孩子握阻力圈的手臂向侧后方伸展，后背挺直，上体随动作转动，如图 2-45b 所示。之后还原，反复练习 8 ～ 12 次。一侧完成，手脚交换进行对侧练习，如图 2-45c、2-45d 所示。

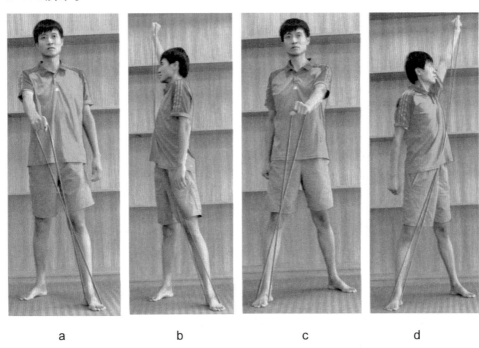

a　　　　　　　　b　　　　　　　　c　　　　　　　　d

图 2-45　抗阻斜拉练习

抗阻斜拉练习可以使脊柱较大范围由上到下做水平旋转运动，在练习这一动作时，要使脊柱底端、竖脊肌及部分臀大肌作为支点，保持固定，不随上层脊椎及背阔肌、三角肌群发生旋转；脊柱以自身为轴，做水平位螺旋状旋转；整条脊柱底部固定，而最上层颈椎旋转幅度最大，依次向下幅度递减，整条脊柱呈螺旋扭转状，脊柱由上向下扭转幅度逐渐减小。肌群收缩帮助脊柱呈水平螺旋扭转，可以有效强化脊柱的功能，改善脊柱两侧的旋转肌群，使两侧肌力平衡发展，达到预防脊柱侧弯的目的。

8. 抗阻侧展练习

首先，让孩子两脚开立，与肩同宽，把阻力圈一端踩于足下，另一端握于同侧手中，屈肘放于肩部，手心朝向身体，如图 2-46a 所示；而后，让孩子向上向右侧推举，身体始终保持在一个平面，手臂伸直后屈肘还原，反复练习 8 ~ 12 次，如图 2-46b 所示。一侧练习结束后换另一侧练习，如图 2-46c、2-46d 所示。

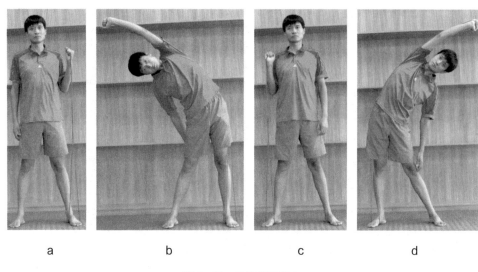

a   b   c   d

图 2-46　抗阻侧展练习

　　抗阻侧展这一动作给脊柱冠状面左右两侧施加了动态压力，这一压力是由双臂因角度发生变化而引起的重力及作用于躯干的力形成的，这种方向与作用力大小的动态变化会使躯干附近主动肌的张力大小与方向也随之变化。在这种变化中，躯干要保持稳定较为困难，但必须保持其稳定性，方可确保手臂做好侧展动作。因此，所有稳定躯干不发生旋转的肌群均动员起来，而脊柱侧弯患者往往在脊柱近侧肌群中由于长期受力不均，导致了肌群前后或左右两侧力量存在差异，维持躯干稳定较常人更为困难。抗阻侧展练习可以有效锻炼和改善脊柱左右两侧肌群的张力和受力状态，夯实脊柱双侧起稳定作用的主动肌群，从而达到预防脊柱侧弯的目的。

　　9. 腹桥练习

　　腹桥练习有很多种，不同的练习方法难易程度不同，下面从难度最低的开始介绍。

　　（1）第一种练习方法即"平板支撑"，要求两臂屈肘与肩同宽，大臂与地面垂直支撑，两脚与肩同宽伸直支撑，身体与地面保持平行，如图 2-47a 所示，保持此姿势 20 ～ 100 秒。

（2）第二种练习方法是在"平板支撑"的基础上把右脚放置于左腿上，呈三点支撑，如图 2-47b 所示，保持此姿势 20 ～ 100 秒。

（3）第三种练习方法是在"平板支撑"的基础上把左脚放置于右腿上，呈三点支撑，如图 2-47c 所示，保持此姿势 20 ～ 100 秒。

（4）第四种练习方法是在"平板支撑"的基础上把左臂抬起向前伸展，呈三点支撑，如图 2-47d 所示，保持此姿势 20 ～ 100 秒。

（5）第五种练习方法是在"平板支撑"的基础上把右臂抬起向前伸展，呈三点支撑，如图 2-47e 所示，保持此姿势 20 ～ 100 秒。

（6）第六种练习方法是在"平板支撑"的基础上把左臂、右腿抬起，向前、向后伸展，呈两点支撑，如图 2-47f 所示，保持此姿势 20 ～ 100 秒。

（7）第七种练习方法是在"平板支撑"的基础上把右臂、左腿抬起，向前、向后伸展，呈两点支撑，如图 2-47g 所示，保持此姿势 20 ～ 100 秒。保持时间循序渐进。

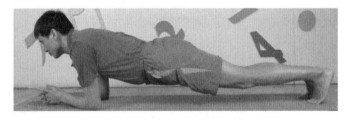

a

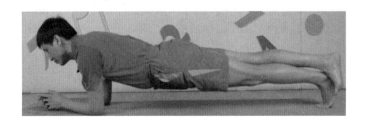

b

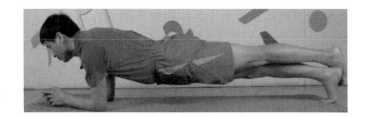

c

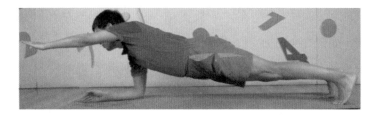

d

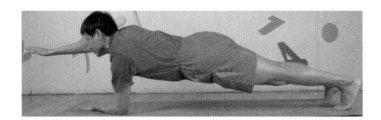

e

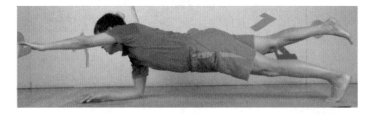

f

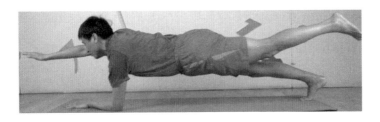

g

图 2-47　腹桥练习

（三）瑞士球在核心力量强化练习中的使用

近年来，瑞士球在发展核心力量和运动康复中逐渐被研究和使用，瑞士球具有不稳定的特性以及压缩回弹的特性。这些物理特性使练习者通过达成一系列的动作要求，在瑞士球上形成多种多样的非稳态支撑，人体为了维持身体平衡，则需要借助核心肌群的各个部位适当发力，以维系平衡，完成规定动作。此类肌肉用力方式能够较好地刺激核心肌群的收缩运动，调动中枢神经不断发放运动冲动到相应支撑肌群，维持身体平衡。这种全方位的中枢神经刺激及核心部位肌群锻炼是通过修正脊柱双侧肌力不平衡现象，减少或降低脊柱侧弯的形成概率。

1."腹肌轮"练习

两腿屈膝与肩同宽，大腿与地面垂直跪于垫上，双手合十，小臂撑于瑞士球上，如图 2-48a 所示；而后，像推动腹肌轮一样慢慢向前滚动瑞士球，直到自己耐受的最大幅度，如图 2-48b 所示；之后还原，反复练习 8 ～ 12 次。

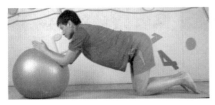
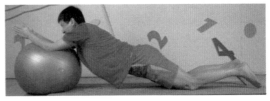

a　　　　　　　　　　　　　　　　b

图 2-48　"腹肌轮"练习

2. 瑞士球臀桥练习

瑞士球臀桥练习的方法有很多种，下面由易到难依次介绍。

（1）首先，仰卧于垫上，双手置于身体两侧，掌心朝下，起稳定支撑作用，两腿伸直并拢，把瑞士球放置于小腿下方，如图 2-49a 所示；而后，臀部发力将身体上抬，呈一条直线，全身肌肉协调用力，不要从球上滑落，如图 2-49b 所示；之后还原，反复练习 8 ～ 12 次。

（2）准备姿势与图 2-49a 相同，练习时要求抬起右腿，使左腿在瑞士球上支撑，臀部发力将身体上抬，呈一条直线，全身肌肉协调用力，不要从球上滑落，如图 2-49c 所示；左腿支撑反复练习 8 ～ 12 次后，换右腿支撑反复练习 8 ～ 12 次，如图 2-49d 所示。

（3）准备姿势与图 2-49a 相同。练习时，臀部发力，将身体上抬，呈一条直线，如图 2-49b 所示；而后双腿屈膝，把球向躯干方向滚动，双脚掌踩于瑞士球上，如图 2-49e 所示；再用双脚把球向前滚动至图 2-49d 的位置，反复练习 8 ～ 12 次，练习中注意保持身体的稳定性，不要从球上滚落。

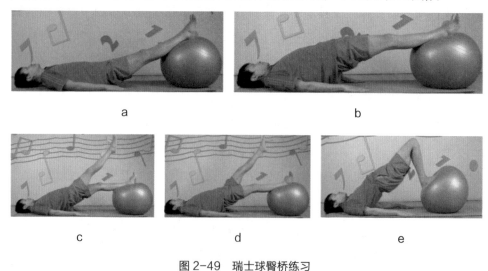

图 2-49　瑞士球臀桥练习

3. 球上背起练习

首先，腹部趴在球上，双脚、双手与肩同宽放于地面起到稳定支撑作用，如图 2-50a 所示；而后，背肌用力将上体高高抬起，双臂向斜上方伸展，保持身体稳定，如图 2-50b 所示；之后还原，反复练习 8 ～ 12 次。

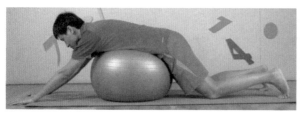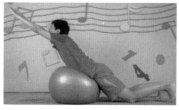

a   b

图 2-50　球上背起练习

4. 球上仰卧起坐练习

首先，坐在球上，双脚、双手与肩同宽放于地面，起到稳定支撑作用，如图 2-51a 所示；而后，双脚向前慢慢滑行，上体慢慢后躺在瑞士球上，双臂自然向后伸展，如图 2-51b 所示；随后两腿向后移动，上体慢慢抬起，还原为图 2-51a 的初始姿势，反复练习 8 ～ 12 次，练习中，要始终注意身体的稳定性。

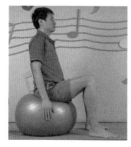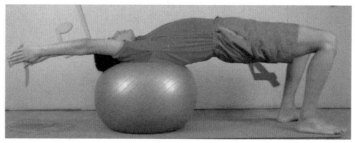

a   b

图 2-51　球上仰卧起坐练习

5. 球上平板收腹练习

首先，练习者俯卧，两腿并拢把双脚放置于球上，而后，两臂屈肘与肩同宽，使身体呈平板支撑姿势，如图 2-52a 所示；随后，收腹、屈髋、屈膝，将球滚动使腿部靠近腹部，如图 2-52b 所示；之后再将腿部后伸，还原为图

2-52a 的初始姿势。练习中要始终注意身体的稳定性，反复练习 8 ～ 12 次。

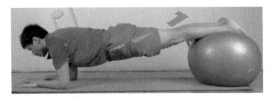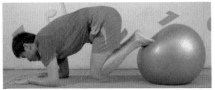

a   b

图 2-52　球上平板收腹练习

6. 躺姿球上左右旋转练习

首先，练习者要两脚开立，比肩略宽坐在球上，如图 2-53a 所示；而后，两腿向前慢慢滑行，两脚比肩略宽，起稳定支撑作用，两手胸前合十向上伸展，身体的肩部躺在球上，如图 2-53b 所示；随后，身体向左转动至左侧手臂与地面平行位置，如图 2-53c 所示，再向右转动至右侧手臂与地面平行位置，如图 2-53d 所示。练习中要始终注意身体的稳定性，反复练习 8 ～ 12 次。

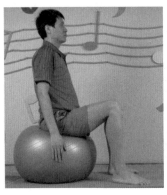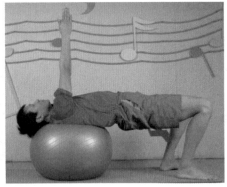

a   b

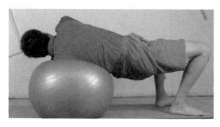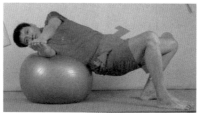

c　　　　　　　　　　　　　　d

图 2-53　躺姿球上左右旋转练习

7. 躺姿手脚交替控球练习

　　首先，练习者双脚开立，夹球躺在垫上，如图 2-54a 所示；而后，双腿夹球略微抬离地面，双手向头上方伸展，如图 2-54b 所示；随后，双腿夹球抬起到腹部上方，双手抬起到腹部上方抱球完成交接，如图 2-54c 所示；双手抱球向头上方伸展，但球不要触地，双腿向下放，也不要触地，如图 2-54d 所示；之后手抱球向上，双腿也向上，在腹部上方完成球的交接，双腿夹球向下，来回交替完成手脚控球，反复练习 8 ～ 12 次。

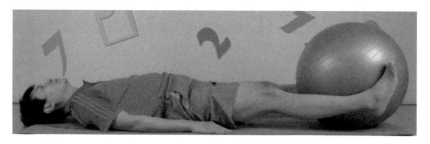

a

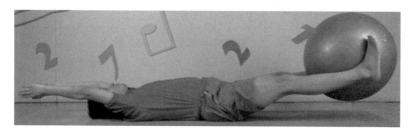

b

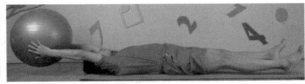

c   d

图 2-54　躺姿手脚交替控球练习

8. 俯卧球上，上下肢交替伸展练习

首先，身体腰腹部俯卧于球上，双手、双脚比肩略宽向前、向后伸展触地，起稳定支撑作用，如图 2-55a 所示；而后，左臂、躯干、右腿充分向上抬起，如图 2-55b 所示；随后还原，更换右臂、躯干、左腿充分向上抬起，如图 2-55c 所示，反复练习 8 ～ 12 次。

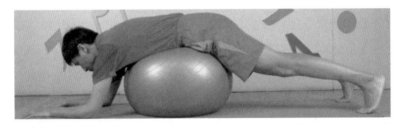

a

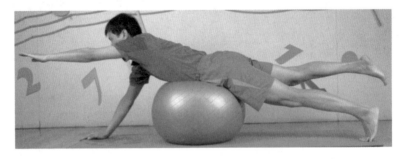

b

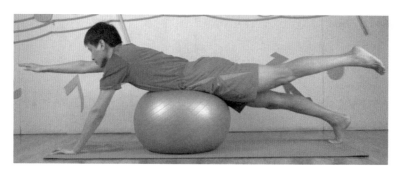

c

图 2-55 俯卧球上，上下肢交替伸展练习

9. 侧卧球上，上肢伸展练习

首先，躯干呈一条直线向左侧卧于球上，左手撑于地面，右手扶于球上，双腿伸直，双脚前后分开触地，起稳定支撑作用，如图 2-56a 所示；而后，左臂、躯干充分向上抬起，注意保持身体稳定，如图 2-56b 所示；随后还原，反复练习 8 ～ 12 次。之后，更换身体方向，向右侧卧于球上，右手撑于地面，左手扶于球上，双腿伸直，双脚前后分开触地，起稳定支撑作用，如图 2-56c 所示；右臂、躯干充分向上抬起，注意保持身体稳定，如图 2-56d 所示；随后还原，反复练习 8 ～ 12 次。

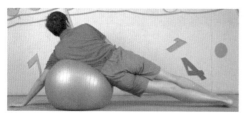

a

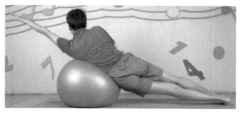

b

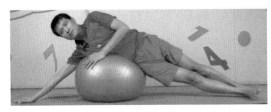
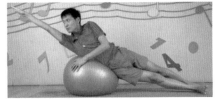

c　　　　　　　　　　　　　　　　　d

图 2-56　侧卧球上，上肢伸展练习

10. 仰卧球上，下肢伸展练习

首先，练习者双脚开立，比肩略宽坐在球上，如图 2-57a 所示；而后双腿向前慢慢滑行，上体后躺于球上，双手由头后侧抱头，滑至两小腿与地面垂直、两大腿与地面平行时稳定支撑，如图 2-57b 所示；抬起左腿向前伸展，如图 2-57c 所示，随后还原，更换右腿向前伸展，如图 2-57d 所示，左右腿交替练习 8 ～ 12 次。

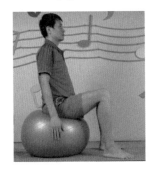
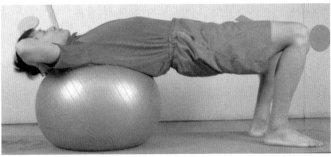

a　　　　　　　　　　　　　　　　　b

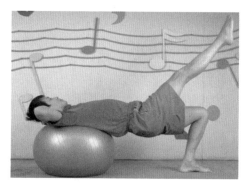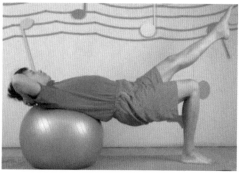

c　　　　　　　　　　　　　　　d

图 2-57　仰卧球上，下肢伸展练习

四、脊柱的伸展练习可以有效强化脊柱功能

脊柱的伸展练习如同爬行练习，可以有效强化脊柱的功能，预防脊柱侧弯。下面介绍几种脊柱的伸展练习方法，这些方法可以放在核心力量练习后，起到拉伸放松的效果。

（一）三角式伸展练习

之所以叫"三角式"练习，是因为动作会将人体形成若干个三角，"三角式"有很多种练习方法，下面由易到难介绍两种。

1. 第一种三角式伸展练习

首先，双脚开立至两倍肩宽，双臂侧平举，如图 2-58a 所示；而后左脚外展，将头左转看向左手指尖，左手微微抬高，如图 2-58b 所示；身体重心向左移动，左手向下放至左脚内侧，右手向上指向天花板，将头向右侧转动看右手指尖，双腿始终呈伸直状态，如图 2-58c 所示，保持此姿势 20 ～ 50 秒，随后还原至图 2-58a 姿势。右脚外展，将头右转看向右手指尖，右手微微抬高，如图 2-58d 所示；身体重心向右移动，右手向下放至右脚内侧，左手向上指向天花板，头向左侧转动看左手指尖，双腿始终呈伸直状态，如图 2-58e

所示，保持此姿势 20 ～ 50 秒。

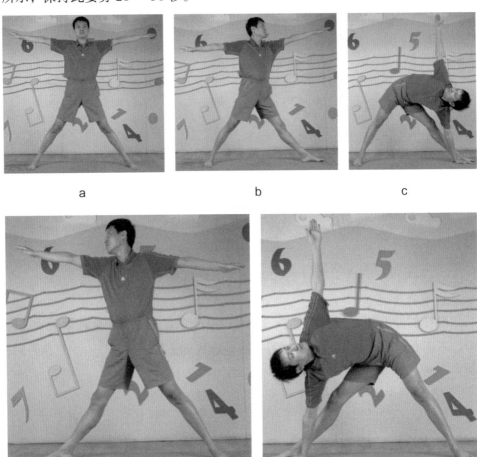

图 2-58　三角式伸展练习一

2. 第二种三角式伸展练习

　　首先，双脚开立至两倍肩宽，双臂侧平举，这和第一种的练习方法准备姿势相同，左脚外展，身体向左旋转 90°，如图 2-59a 所示；左臂向上伸展，右手臂向下放至左脚内侧，左手向上指向天花板，头向左侧转动看左手指尖，双腿始终呈伸直状态，如图 2-59b 所示，保持此姿势 20 ～ 50 秒，随后还原至图 2-59a 姿势，之后右脚外展，身体向右旋转 90°，如图 2-59c 所示；右臂向上伸展，左手臂向下放至右脚内侧，右手向上指向天花板，头向右侧转动看右手指尖，双腿始终呈伸直状态，如图 2-59d 所示，保持此姿势 20 ～ 50 秒。

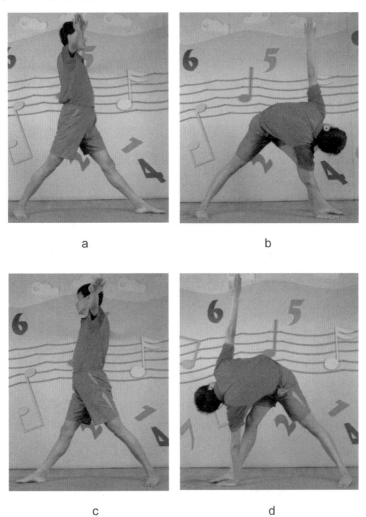

a

b

c

d

图 2-59　三角式伸展练习二

（二）弓步伸展练习

首先，双脚开立至两倍肩宽，双臂侧平举，如图 2-60a 所示；而后左脚外展，头左转看向左手指尖，左手微微抬高，如图 2-60b 所示；然后左腿弓步向下，左手放置于左脚内侧，右手向前充分伸展，眼睛看向右手指尖，右腿充分向后伸展，如图 2-60c 所示，保持此姿势 20～50 秒，起身还原至图 2-60a 的姿势。之后右脚外展，将头右转看向右手指尖，右手微微抬高，与图 2-60b 姿势相同、方向相反；最后右腿弓步向下，右手放置于右脚内侧，左手向前充分伸展，眼睛看向左手指尖，左腿充分向后伸展，如图 2-60d 所示，保持此姿势 20～50 秒。

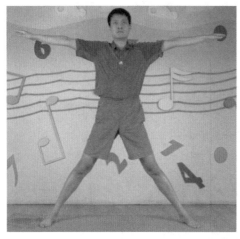

a

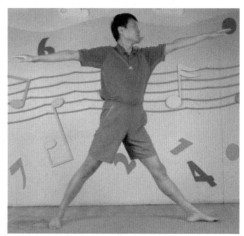

b

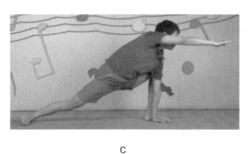

c

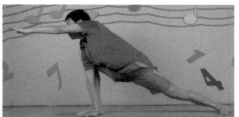

d

图 2-60　弓步伸展练习

（三）弓步回头望月伸展练习

本练习前两个姿势同弓步伸展练习，之后左腿弓步向下，左手从左膝下向后伸展，右手从背后伸展，两手在背后抓握，眼睛看右上方，如图 2-61a 所示，保持此姿势 20 ～ 50 秒。起身还原至图 2-59a 的姿势，右脚外展，头右转看向右手指尖，右手微微抬高，与图 2-59b 姿势相同、方向相反；最后右腿弓步向下，右手从右膝下向后伸展，左手从背后伸展，两手在背后抓握，眼睛看左上方，如图 2-61b 所示，保持此姿势 20 ～ 50 秒。

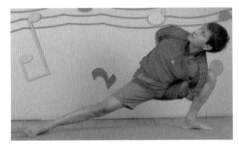 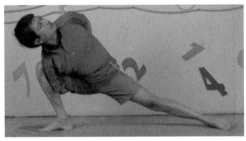

a　　　　　　　　　　　　　　　b

图 2-61　弓步回头望月伸展练习

（四）瑞士球躺姿伸展练习

首先，练习者双脚开立，比肩略宽坐在球上，如图 2-62a 所示；而后双脚慢慢向前伸展，同时上体慢慢后仰，手向后伸展，直到如图 2-62b 所示，保持此姿势 20 ～ 50 秒。

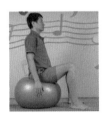 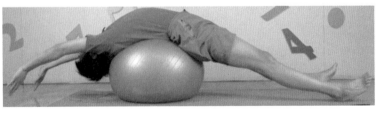

a　　　　　　　　　　　　　b

图 2-62　瑞士球躺姿伸展练习

第三篇

脊柱侧弯的运动矫治

第一节 什么样的脊柱侧弯适合运动矫治

一、最适合运动矫治的脊柱侧弯条件

最适合运动矫治的脊柱侧弯应同时满足以下条件：

（1）后天发生的"功能性"脊柱侧弯，所谓"功能性"脊柱侧弯是指由于不良姿势、运动等导致的脊柱侧弯，这种脊柱侧弯，椎体没有发生结构性改变。如图 3-1 所示，是一位 7 岁的女孩由于长期坐姿不正导致的脊柱侧弯，这种脊柱侧弯各椎体结构左右对称，椎体间间隙清晰，没有结构性改变。

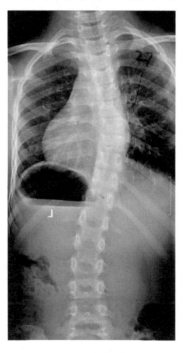

图 3-1 功能性脊柱侧弯

（2）脊柱侧弯的 Cobb 角在 30 度之内。

（3）患者年龄在 5 ～ 15 岁之间。小于 5 岁的患者很难准确掌握矫正动作，而超过 15 岁的患者骨骼生长发育进入缓慢增长期，运动矫正的周期会大大延长。

（4）柔韧性好。柔韧性好的患者运动矫治效果会更快。

（5）骨骺线没有闭合。如图 3-2 所示，是骨骺线闭合情况。骨骺线没有闭合的患者骨骼还处于生长发育过程中，运动矫治的效果会更好。

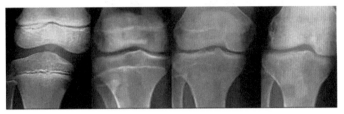

没闭合　　　半闭合　　　接近闭合　　　钙化闭合

图 3-2　骨骺线闭合情况比较

（6）没有先天性心脏病，心肺功能好。运动矫治需要呼吸的良好配合，不具备良好的心肺功能会严重影响运动矫治的效果。

（7）采用运动方法进行脊柱侧弯的矫治，需要矫正部位没有炎症、血肿、动脉血管疾病等问题，如有这些问题不适合进行运动矫治。

二、不适合运动矫治的脊柱侧弯情况

（一）先天性脊柱侧弯

先天性脊柱侧弯是指患者出生时就存在脊柱畸形的情况。先天性脊柱侧弯通常伴有椎体畸形，较僵硬，难以运动矫治。根据椎体形态和形成障碍，先天性脊柱侧弯主要存在以下三种畸形椎体：

（1）半椎体，如图 3-3 所示。

（2）蝴蝶椎，如图 3-4 所示。

（3）椎体分节不良，如图 3-5 所示。

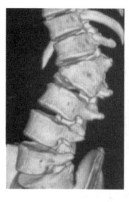 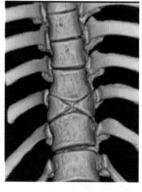 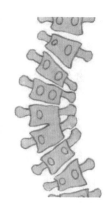

图 3-3　半椎体　　　　　图 3-4　蝴蝶椎　　　　图 3-5　椎体分节不良

有时先天性脊柱侧弯也存在混合型，即同一患者同时具有 2 种或 2 种以上畸形问题。

（二）特别严重的脊柱侧弯

Cobb 角在 60° 以上，如图 3-6 所示，脊柱侧弯的 Cobb 角已达到 81°，侧弯已经由功能性发展为结构性。后天发生的结构性脊柱侧弯往往是因为功能性脊柱侧弯没有得到及时矫治，使椎体发生结构性改变而形成的。椎体由于长期的左右受力不均已经发生形变，凹侧长期受压力较大，生长缓慢，凸侧受压力较小，生长较快，久而久之就形成了连续多块的楔形椎体（一侧厚一侧薄）。如图 3-7 所示，胸椎的椎体已发生严重形变，形成楔形椎体，这种情况的脊柱侧弯依靠运动矫正很难治愈，往往需要通过手术治疗。

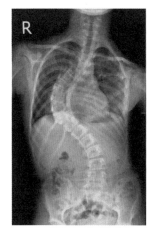 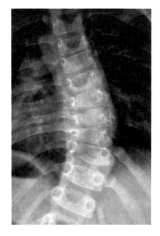

图 3-6 特别严重的脊柱侧弯 图 3-7 特别严重的脊柱侧弯

三、适合支具＋运动联合矫治的脊柱侧弯情况

以下情况适用支具和运动联合矫治：

（1）10°＜Cobb 角≤30°，但已经出现椎体形变或椎间隙变窄。

（2）30°＜Cobb 角≤60°，无论是否出现椎体形变或椎间隙变窄都需要进行支具＋运动的联合矫治。

第二节　脊柱侧弯的运动矫治原理及特点

一、肌力平衡原理

　　人体结构是左右对称的，以脊柱为中轴线，两侧肌肉、骨骼、神经均呈对称性分布。但是当脊柱受到长期反复出现的不对称作用力时，其稳定性将受到影响，难以维持正常水平，从而影响人体对称结构的正常排列。因此，脊柱侧弯患者往往存在"脊柱左右受力不均"的问题。

　　运动系统由骨骼、关节、肌肉三部分组成，骨骼联结在一起，形成人体的基本体态（骨架），并为肌肉提供附着。人体在神经支配下，以肌肉收缩为动力，以牵拉骨骼为杠杆，以关节为枢纽进行运动。人体骨架的位置是依靠肌肉、韧带来固定的，肌肉有原动肌（主动肌）和与原动肌相对应的拮抗肌（对抗肌），一旦一侧肌肉和韧带松弛，就会使骨骼位置发生改变，形成不良体态。如果脊柱左右两侧的肌肉达到平衡，脊柱就会固定在正确的中轴位置，如图 3-8 所示；但若肌肉不平衡，力量大的一侧则会将力量小的对侧拉向自己，形成脊柱侧弯，如图 3-9 所示。

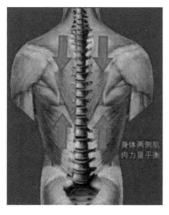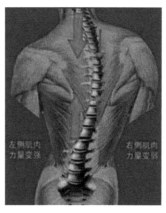

图 3-8　两侧肌力平衡　　　　图 3-9　两侧肌力不平衡

二、三维矫正原理

　　脊柱侧弯是脊柱在三维空间内的变形，椎体向侧方移动的同时，还会向凹侧旋转，如果是 S 型弯曲，则胸椎和腰椎的旋转方向相反。如果从头顶向下看，从颈椎到骨盆椎体是不断向右向左交替旋转的，整个脊柱是扭转的，像一个弹簧。所以运动矫治必须分三步走，首先，控制旋转，消除"弹簧"效应；其次，适当牵引放松，目的是拉长凹侧的韧带和肌肉；最后，进行肌力训练，目的是强化收缩凸侧的肌肉，主动矫正侧弯，这样的综合练习才会起到理想的矫治效果。

　　运动矫治正是基于以上原理提出并实施的，科学的运动矫治方法是把脊柱周围的肌肉作为训练目标，通过进行协调性训练、姿势控制训练和多种运动模式训练，提高本体感觉和姿势控制能力；通过动力和静力练习增加凸侧肌肉力量，通过拉伸、放松练习缓解凹侧肌肉的紧张与收缩，增加凹侧肌肉的伸展性，改善由于脊柱侧弯形成的"弓弦效应"，使脊柱两侧肌肉的力量逐步达到平衡，改善其不对称应力。通过进行运动矫治，力求达到改善椎体旋转状况、逆转脊柱侧弯的目的。

三、运动矫治脊柱侧弯的特点

（1）运动矫治方法强调增加脊柱的稳定性，有主动矫正动作也有被动矫正动作，高度重视神经系统对肌肉的控制能力，不断使身体对正确姿势形成记忆。同时需要呼吸配合，不断提高肺功能，以此达到多维角度的姿势控制，最终达到矫正脊柱侧弯的目的。

（2）运动矫治脊柱侧弯的效果比较慢，往往需要实施科学、长期、规律、连续的矫正练习才能显现效果。

（3）通过运动矫治脊柱侧弯是一种需要长久坚持的疗法，大部分患者需要持续两年左右的时间。

（4）运动矫治脊柱侧弯具有简单、价廉、无害、有益健康、标本兼治、防止反弹的优势。

（5）在孩子生长发育过程中，矫正效果最好，骨骼一旦停止生长，矫正效果会大打折扣。例如，小树苗长歪容易，若在小树苗成长过程中进行干预，让它重新长直很容易，但是小树苗一旦长成粗壮的大树，再让它变直就很难了。

（6）脊柱侧弯矫治的黄金期是 10～15 岁，因为这段时间是身高增长的第二敏感期，轻度的脊柱侧弯在这一时期进行运动矫正，很快就可以恢复，中度、重度的脊柱侧弯配合支具，绝大多数也可以恢复正常状态，不需要手术。

★ 小知识

脊柱侧弯的患者可以进行篮球、游泳、跑步项目的锻炼，应避免高对抗和高负重的运动项目，如举重、足球。

第三节　脊柱侧弯的运动矫治要点及技巧

一、运动矫治脊柱侧弯的要点

（1）掌握最佳矫正时机。当儿童发生轻度脊柱侧弯时，身体通常没有明显的不适，也看不出明显的畸形，因此，这个阶段很容易被忽视，但这个时期是矫正脊柱侧弯的最佳时期。儿童此时正处于生长发育快速的阶段，骨骼弹性强、韧性大、可塑性较强，脊柱侧弯还不严重，只要进行适当的体育运动就会促进骨的生长发育，使骨小梁明显增粗，骨密度增粗，骨的结节、粗隆等更加突出，很容易达到较好的矫正效果。

（2）及时发现，尽早治疗。有很多家长发现孩子存在脊柱侧弯，但认为孩子正处于学习的紧张阶段，矫治会影响学习，等过了这个阶段再矫治也不晚。这种想法使孩子错过了较好的矫正和控制期，脊柱侧弯发展得非常严重，不仅影响了孩子的学习，还造成了终身无法治愈的情况。例如，一个小女孩在 2018 年 2 月 28 日发现脊柱侧弯，当时 Cobb 角为 26°，如图 3-10 所示，但她并没有积极治疗，在 2018 年 5 月 22 日进行检查时，脊柱侧弯发展为 Cobb 角 41°；2018 年 8 月 14 日进行检查时，脊柱侧弯发展为 Cobb 角 56°，短短的 5 个多月，Cobb 角增加了 30°，如图 3-11、图 3-12 所示。由此可见，脊柱侧弯的发展速度是非常惊人的，从 X 线片明显可以看出，女孩的 8、9、10 胸椎椎体畸形越来越严重，椎体间隙明显变窄。如图 3-13 所示，是女孩脊柱侧弯 Cobb 角为 56° 的背部身体姿态照片，其体表对称性已被严重破坏。

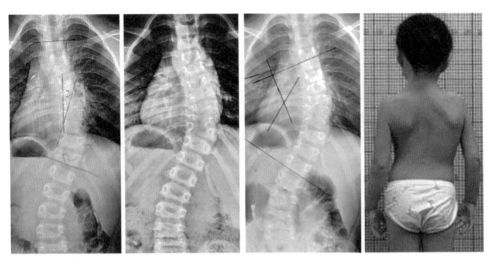

图 3-10　2018-02-28　图 3-11　2018-05-22　图 3-12　2018-08-14　图 3-13　2018-08-14

（3）同一个孩子脊柱侧弯的运动矫治动作不是一成不变的，应根据脊柱侧弯的恢复情况，不断调整动作和矫治方案。

（4）运动矫治脊柱侧弯是一种三维的矫治训练，这种训练方式不仅仅是要让侧弯的脊柱恢复正常，还要把旋转的脊柱、变形的肋骨矫正，如图 3-14 所示。医生要根据患者的侧弯类型、部位、旋转程度等情况制定个性化的矫正方案，严重脊柱侧弯的运动矫治一般需要持续到孩子骨骼发育成熟。

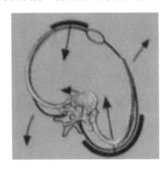

图 3-14　脊柱侧弯矫治的力学原理

（5）运动矫治的过程比较漫长，短时间内不可能立竿见影，因此，需要家长和孩子要有充足的耐心和信心，不能急于求成。

（6）医生对于患者的运动矫治，在减少角度的同时，还要尽可能让脊柱获得稳定曲线。如图 3-15 所示，椎体在脊柱正中线（从第五腰椎正中向上引垂直线，即为脊柱的正中线）两侧偏移，腰椎偏左，胸椎偏右，距离中线都不远，这就是最稳定的脊柱侧弯曲线类型，患者成年后侧弯进一步发展的可能性就会变小。如图 3-16 所示，腰弯大，胸弯小，脊柱整体偏左，部分椎体距离中线较远，因此，脊柱相对稳定性较差，成年后发展的可能性就会增大。如图 3-17 所示，所有的椎体偏移到中线的右侧，脊柱呈 C 型弯曲，胸腰椎无任何代偿，形成这种曲线的患者在成年后脊柱侧弯进一步发展的可能性最高。

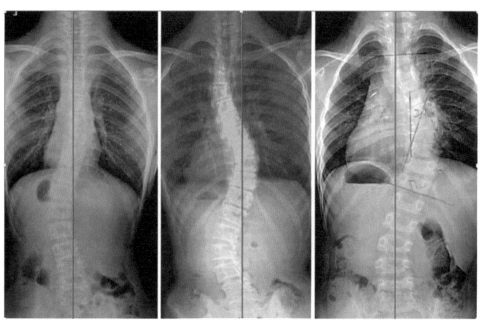

图 3-15　最稳定曲线　　　　图 3-16　较稳定曲线　　　　图 3-17　最不稳定曲线

二、运动矫治脊柱侧弯的技巧

（1）身体的系统具有关联性、有序性、整体性，对于脊柱整体而言，腰椎是结构力学、运动力学的基础。腰椎一旦侧弯，下段胸椎则会反向侧弯，上段胸椎又转向侧弯，颈椎也会产生反向侧弯，腰曲消失，颈曲变小，通过如此的变化来维持中轴的平衡。因此，在运动矫治时应"由下而上"分重点矫治，这样才会达到事半功倍的效果。

（2）骨盆是脊柱的基座，由于身体的系统性特点，脊柱侧弯往往会伴有骨盆侧倾。到底是骨盆侧倾导致的脊柱侧弯，还是脊柱侧弯导致的骨盆侧倾，并无须纠结，及时纠正脊柱侧弯患者脊柱—骨盆不对称的异常受力，对于改善脊柱侧弯患者的病情进展和姿势、身体姿态具有重要意义。

（3）把生活姿态融入教育运用在运动矫治外的日常生活中，将会使矫治效果事半功倍。生活姿态教育就是要教给孩子适合自己的日常坐、立、行、卧等姿势，这些姿势是根据孩子的脊柱侧弯类型定制的。例如，脊柱向左侧凸的孩子，日常坐着写作业时可以故意把左肩放低，右肩抬高，这样在日常生活中就能达到矫治脊柱侧弯的目的，并不会额外占用孩子过多的时间，也不会影响他们的学习。

（4）脊柱侧弯的矫治目的是恢复脊柱的平衡，不能一味地追求矫正率，强行将孩子的脊柱"掰直"，这对孩子的损伤是非常大的，并会大大提高患有神经损伤等并发症的概率。

（5）运动矫治最重要的是改变脊柱侧弯发展的趋势。对于严重的脊柱侧弯患者来说，通过运动矫治很难将脊柱矫正到理想的0度，脊柱或多或少会残留一定的度数，这些度数并不会对孩子的健康、生活和成长带来影响。如何让残留度数在孩子成年后稳定不发展是矫治的关键，所以运动矫治在减少度数的同时，更重要的是让脊柱获得稳定的曲线。

（6）脊柱侧弯运动矫治的最佳时期是在少儿生长发育期，也就是骨骺线闭合之前。骨骺线一旦关闭，肌肉和骨骼的柔韧性就会降低，大大增加运动矫治的难度。

★ 小知识

1. 脊柱侧弯如果能早发现，并加以科学的运动矫治，95% 以上的孩子都可恢复健康，保持与正常人一样的脊柱功能，并终身无须再治疗。

2. 对脊柱侧弯孩子的运动矫治要循序渐进，切忌揠苗助长，不要试图在短时间内矫治到正常水平，否则可能会对肌肉、韧带带来损伤。

第四节 脊柱侧弯的运动矫治禁忌

一、脊柱侧弯患者不适合的运动

脊柱侧弯患者不适合剧烈运动，也不适合跑步或举重运动，这是因为脊柱侧弯破坏了脊柱阻尼振动的平衡，剧烈运动或负重运动会进一步加重侧弯程度。另外，脊柱侧弯患者的椎旁肌耐力较差，而且重度侧弯会影响心肺功能，因此，剧烈运动会导致脊柱侧弯患者出现气短、呼吸困难、胸闷、心悸、下肢麻木等症状。

二、脊柱侧弯患者不适合的运动动作

对于通过运动矫正脊柱侧弯的孩子，矫正动作是否适合，首先要了解两个事情，一个是正常脊柱的形态，一个是脊柱侧弯后脊柱的变形。正常的脊柱从侧面可以明显看到胸椎向后凸的生理曲度。脊柱侧弯后，X线检查的正位片表现为脊柱侧弯，侧位片则往往会表现为平背畸形，这是因为脊柱侧弯会使脊柱正常的生理曲度发生改变，有的孩子甚至出现了胸椎前凸，胸椎越前凸，胸廓的前后径越小，对心肺功能的影响也就越大。通过运动矫治脊柱侧弯一定要对练习动作的功能进行生物力学分析，不能在练习中对本就不健康的脊柱产生更大的破坏，如图3-18、图3-19、图3-20所示，这三个动作的练习会使平背越加严重，不利于脊柱侧弯的矫治。如图3-21、图3-22所示，这两个动作会使脊柱两侧的肌肉韧带都得到拉伸放松，并不符合运动矫治要拉伸脊柱凹侧肌肉、收缩肌肉的练习原则。如图3-23、图3-24所示，这两个动作使本就因为脊柱侧弯产生旋转的脊柱产生了更大的旋转，也不符合脊柱侧弯运动矫治的原理。所以，对于以上动作，脊柱侧弯患者应避免练习。

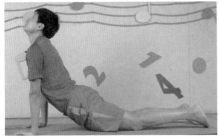

图 3-18　俯卧伸展

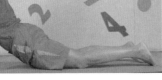

图 3-19　背桥

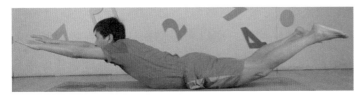

图 3-20　燕式伸展

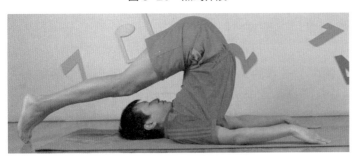

图 3-21　背卧腰背拉伸

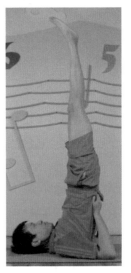

图 3-22　肩倒立

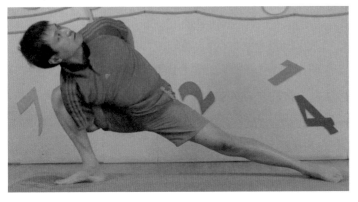

图 3-23　弓步回头望月

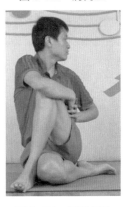

图 3-24　脊柱扭转

第五节　脊柱侧弯患者日常生活注意事项

一、孩子睡觉时要保证卧室足够黑暗

　　褪黑素缺乏会导致或加重脊柱侧弯，所以家长应保证孩子在睡觉时，卧室完全隔光，关闭室内的所有光源，以此保证孩子体内的褪黑素能够正常分泌，这很重要。

二、制定适合患者的日常生活姿态

　　为了有效矫治脊柱侧弯，正常的站姿、坐姿、行姿、卧姿等生活姿态并不能给患者带来足够的益处，因此，医生应根据患者的脊柱侧弯情况制定适合患者的日常站姿、坐姿、行姿、卧姿等生活姿态。只有把矫治融入日常生活，才能使矫治效果事半功倍。

三、减少负重

　　孩子一旦在生长发育期出现脊柱侧弯，重力作用于脊柱，侧弯就会有越来越严重的趋势。这是因为正常的脊柱左右分配的重量是一致的，非常平衡。当脊柱向一侧弯曲，平衡被打破，脊柱就会变成失衡状态，脊柱上所有的重量都会成为加速脊柱侧弯的因素，包括自身体重。所以，减少脊柱负重非常重要。

四、适当增加游泳练习

早晨，人体的脊柱相对较直，这是由于人们处于卧位姿势时，脊柱在纵向上不负重，脊柱相对放松，侧弯会有所恢复。所以在选择运动项目时，脊柱侧弯患者可以适当增加游泳练习，游泳时，由于水的浮力，脊柱不会受到任何冲击力，脊柱上的负重非常少，不仅可以有效锻炼身体，保持脊柱正常的肌肉力量，还可以有效增强肺功能，对于运动矫治非常有利。因此，对于脊柱侧弯的孩子来说，没有哪种运动比游泳更好了。

五、睡硬板床

人的脊柱从侧面看有正常的生理曲度。人在仰卧于水平面时，背部和腰部的脊柱能够有力地支撑起身体，而长期平卧在过于柔软的床铺上，身体的自重会使脊柱的生理曲度改变或消失，也就是脊柱变直了，从而出现不适或疼痛。由于孩子的脊柱十分柔韧，且很容易定型，因此，对于儿童、青少年，尤其是处于发育期、体重过重、脊柱侧弯的孩子，为了较好地保持这类人群脊柱的生理曲度，应该选择硬板床。

六、强化核心力量练习

脊柱的平衡包括两个部分，即动力性的外平衡和静力性的内平衡。动力性的外平衡包括腹肌、竖脊肌、背阔肌、肋间肌、臀部肌肉及上肢带肌，这些肌肉共同作用在脊柱周围，形成一道强有力的屏障，抵抗外力冲击；静力性的内平衡结构包括椎间盘、关节突及椎体周围的多裂肌、椎旁肌等，这些结构共同维持脊柱姿势，抵抗重力等。运动疗法应注重脊柱的整体平衡，人们只有在进行运动训练时内外兼顾、上下结合，才能起到良好效果。

七、避免具有太大的心理压力

一些患有脊柱侧弯的孩子，心理本身压力就很大，家长每天看着脊柱侧弯的孩子唉声叹气，无形中会给孩子造成更大的心理压力，这样完全没有必要，保持良好的心态积极治疗才是最重要的。

第六节　脊柱侧弯的运动矫治方法

一、脊柱侧弯运动矫治体系

运动矫治脊柱侧弯有很多体系，如德国的施罗斯疗法、意大利的 SEAS 疗法（脊柱侧弯主动自我矫正疗法）、法国的里昂疗法、波兰的 Dobomed 疗法（脊柱侧弯保守疗法）等。经过实践检验，现在国际上和国内公认有效的是"德国施罗斯脊柱侧弯矫治体系"，本研究在借鉴其体系的基础上根据实践检验总结方法如下：

（一）热身活动动作学习

为了达到较好的运动矫治效果，脊柱侧弯患者首先要做好充分的热身练习。热身练习以精细跑、跳和爬行为主。所谓精细跑、跳，就是在地面上摆放敏捷环、敏捷栏或敏捷梯等，让孩子活动时，手脚落在相应的位置，其目的是从一开始就有意识地锻炼孩子的本体感觉，使孩子对肌肉有准确的控制能力，这对后续的矫治动作掌握和矫治效果非常重要。爬行练习可以非常好地放松和柔软脊柱，为后续矫治动作的完成质量奠定基础，并且可以有效防止运动损伤的发生。

（二）本体感觉动态训练

这一训练的目的是让孩子准确地控制姿势和体会肌肉的用力，主要是针对脊柱的控制练习。例如，让孩子体会胸椎左右活动，这时颈椎和腰椎都是固定的，只活动胸椎，体会神经对肌肉的准确控制。处于放松状态下的孩子的脊柱是侧弯的，如图 3-25 所示，在行走时，肌肉用力可以使脊柱变直，如图 3-26 所示，让孩子逐步掌握神经对肌肉的准确调节和控制，这对矫治动作的准确掌握和将矫治融入日常生活非常重要。

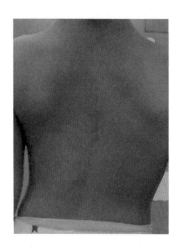 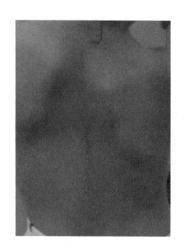

图 3-25　放松状态下　　　　　　　图 3-26　行进状态下

（三）本体感觉静态训练

脊柱侧弯的孩子，他们身体的局部骨架是失衡的，为了让孩子找到骨架的正确位置，需要使他们进行必要的平衡能力训练，让孩子不断调整姿势，寻找、体会骨架正确的位置，这对后续的动作掌握和生活姿态教育是非常重要的。如图 3-27 对于脊柱侧弯的孩子，他们身体的左右对称性平衡是打破的，在平衡板上想稳定地单脚站立（脊柱向左侧凸出的采用右脚单脚站立，脊柱向右侧凸出的采用左脚单脚站立），必须把不对称的身体调整到对称。不断调整平衡的过程中也是不断训练孩子的神经对肌肉准确调节和控制的过程，这对孩子后续矫治动作的准确掌握和日常生活中的站姿、坐姿控制等非常重要。

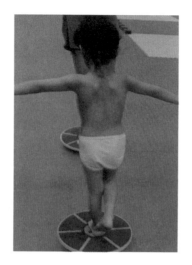

图 3-27　行进状态下

（四）动作与呼吸配合主动训练动作学习

这是运动矫治的核心。运动矫治就是通过姿势的身体摆位，将脊柱侧弯的凹侧打开，尽可能地延伸脊柱，使脊柱尽量回到中线，然后配合螺旋成角呼吸，矫正由脊柱侧弯引起的脊柱在水平面的旋转，改善剃刀背。例如，脊柱胸椎向右侧凸的患者，吸气时要把更多的气吸到左后侧的背部和右前侧的胸部，使躯干进行旋转矫正，让旋转的脊柱恢复到理想的位置，呼气时要绷紧躯干、维持旋转。螺旋成角呼吸模式除了有助于打开凹侧脊柱和胸部的弯曲，还能增加肺活量。这种呼吸技巧通过将肋骨"向后、向外侧推"帮助肋骨从胸腔内扩张，使脊柱恢复到正常的位置。

（五）动作与呼吸配合被动训练动作学习

这种练习方法主要针对矫治动作掌握不好或掌握动作不够准确的孩子，这一训练通过器物支撑或人员辅助进行，方法与主动训练相同，也是通过动作与呼吸的配合完成对脊柱侧弯和旋转的矫治。

（六）放松练习动作学习

矫治练习结束后，要进行适合孩子脊柱侧弯类型的放松练习，这有助于孩子身体机能的恢复，使他们降低疲劳感，也有助于孩子柔韧性的增强，柔韧性越好的孩子，运动矫治效果也越好。

（七）生活姿态融入教育

家长要把适合孩子脊柱侧弯类型的矫治动作融入日常生活，包括有利于脊柱侧弯矫治的站姿、坐姿、行姿、卧姿等，让其有效掌握这些姿势。

（八）禁忌规避教育

家长要根据孩子脊柱侧弯的类型，教育孩子在日常生活中应避免进行的运动、姿势等。

运动矫治脊柱侧弯的本质是针对脊柱椎体的偏移和旋转，对相关肌肉进行有针对性的收缩和拉伸，不断引导脊柱的偏移椎体和变形的肋骨沿着正确的方向缓慢移动，最终达到矫治脊柱侧弯和旋转的目的。

二、典型脊柱侧弯的运动矫治方法

（一）"C"型侧弯矫治的整个流程

1. 体态评估

如图 3-28 所示，首先让孩子按照正面、背面、侧面的放松姿势站立，采集三张照片，对其静态身体姿态进行评估。这一方法简单易行，可以有效评估得出孩子哪一侧的肌肉处于紧张收缩状态，哪一侧的肌肉处于拉伸松弛状态。评估结果发现，孩子左肩低，右肩高，这说明孩子躯干左侧的肌肉处于紧张收缩状态，右侧的肌肉处于拉伸松弛状态，左右侧已经出现肌力不平衡，这是第一个问题；评估的第二个问题是"平背"，这是脊柱侧弯的一个重要特征；第三个问题是"骨盆前倾"，说明维持孩子骨盆平衡的前后侧肌力不平衡，前侧的股直肌、髂腰肌处于紧张收缩状态，而后侧的臀大肌、腘绳肌处于拉伸松弛状态。因为人体架构环环相扣，因此，全面的身体姿态评估对于综合解决孩子的问题是非常重要的。例如，骨盆前倾的解决对于平背的恢复是有益的，这是因为骨盆是脊柱的底座，骨盆前倾时会带动腰椎过度前凸，进而影响胸椎，在腰椎的带动下会向前移动，造成胸凸的曲度变小。而骨盆前倾问题的解决会带动腰椎恢复正常的生理曲度，进而带动胸椎恢复正常的生理曲度。身体姿态问题的综合解决会使脊柱侧弯的矫治达到较好的效果，不能只盯着脊柱侧弯的问题。

受检人信息：

姓名：***　　　　　　　性别：女

年龄：16 岁

测试时间：2022 年 7 月 26 日

测评结果：

1. 高低肩（左低右高）；

2. 平背；

3. 骨盆前倾。

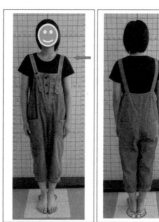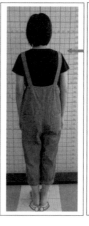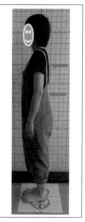

图 3-28　体态评估报告

2. 躯干旋转角度测量

将躯干旋转角度测量尺水平放置于孩子后背体表，由颈椎依次向下检测脊柱两侧倾斜角最大处，如图 3-29 所示，是 16 岁女孩背部倾斜角度最大位置的测量结果，倾斜角达到 9.5°。倾斜是由于脊柱椎体旋转产生的，倾斜角越大，说明这个位置的椎体旋转角度也就越大。倾斜角最大的位置就是脊柱侧弯弧度最大的位置，也称为顶椎（偏离中线最远的椎体），这一位置的确定非常重要，在进行运动矫治时，这是一个非常重要的施力点。

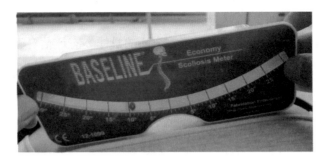

图 3-29　躯干旋转角测量

3. 看 X 线片

X 线片可以传递出很多信息。例如，患者是否发生脊柱侧弯、脊柱侧弯的严重程度、脊柱侧弯的类型划分、椎体是否发生畸形、脊柱侧弯影响到的椎体范围、矫治方法的确定等，都需要借助 X 线片来确定。如图 3-30 所示，16 岁女孩的全脊柱 X 线片，根据 X 线片，可以看到这个女孩的脊柱侧弯主要发生在胸段椎体，椎体结构没有明显畸形。经过测量，其 Cobb 角达到 49°，属于较为严重的功能性脊柱侧弯，适合运用支具 + 运动联合矫治的方法。

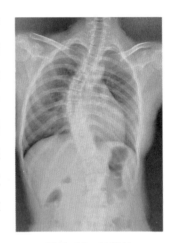

图 3-30　X 线片

4. 设计运动矫治动作，并教会孩子

根据孩子脊柱侧弯的类型和背部倾斜角的最大位置设计矫治动作。下面以 16 岁女孩为例，由易到难做动作分析。

（1）动作一。由于女孩的脊柱侧弯是向右侧凸，因此，要使其将左侧手臂支撑在一定高度的垫子上（垫子的高度要因人而异，通过孩子的高度和侧弯的主要部位来选定，一般来说，胸弯的孩子应使用的垫子高度一般为 20 ～ 30cm，胸腰弯的孩子一般为 30 ～ 50cm），使躯干左侧悬空，如图 3-31 和图 3-32 所示。重力的作用会使脊柱向左侧凸，把凹陷的左侧拉伸开，右手尽可能（因为柔韧性或部位的关系，有时很难做到，如果做不到也要尽可能接近）按压在后背倾斜角最大位置的侧后方，这样在为脊柱施加左侧力的同时也会为脊柱右侧施加向前旋转的力，做到脊柱侧弯的三维矫治。动作做好后，关键是动作与呼吸的良好配合——吸气时右手向前下部用力压，这样做的目的是让胸腔左侧和右胸腔前侧进入更多的气体，类似于支具的效果。吸气要缓慢用力，不要猛吸气，尽可能吸进更多的气体，这对矫治效果很重要；呼气时也要缓慢用力，不要猛呼气，把气充分呼出，呼气的同时躯干右侧肌肉主动用力收缩，逐步使凸侧拉长的肌肉恢复。每次完成 10 ～ 12 次的练习就可以。

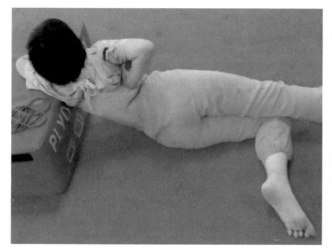
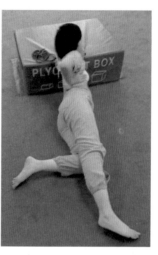

图 3-31　动作一背面　　　　　　　图 3-32　动作一侧面

（2）动作二。如图 3-33 和图 3-34 所示，可以单腿跪立，也可以直腿站立，其躯干动作都是主动向右侧弯，使已经右凸的脊柱向左侧凸，右手压在后背倾斜角最大位置的侧后方，左手放在左肩上，使左侧凹陷的脊柱充分伸展，向左侧凸，再配合呼吸。呼吸的方法与动作一类似，在吸气时，右手用力压住右侧并向左前方施加力，呼气时右侧主动收缩，进行 10 ～ 12 次的练习。

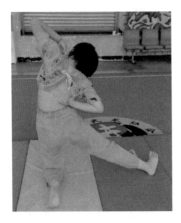 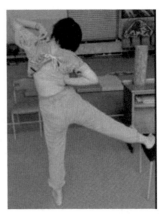

图 3-33　动作二跪姿　　　　　图 3-34　动作二站姿

（3）动作三。如图 3-35 和图 3-36 所示，首先，左脚踩住阻力圈，左手持阻力圈放于体侧；其次，左手握阻力圈用力上举，脊柱向右侧弯，躯干右侧肌肉主动收缩用力，脊柱向左侧凸，主动把左侧肌肉拉长。在此过程中，注意动作与呼吸的配合，上举侧弯时充分吸气，并使胸椎主动微微向左转（目的是解决脊柱侧弯、高低肩问题的同时解决脊柱旋转的问题），还原时呼气，连续进行 10 ～ 12 次的练习。

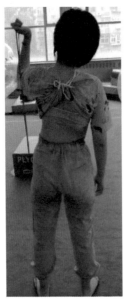 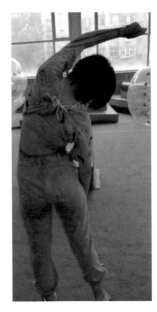

图 3-35　准备　　　　　　　图 3-36　练习

（4）动作四。如图 3-37 和图 3-38 所示，首先，让孩子俯卧于垫上，身体呈一条直线，两手臂屈肘支撑于胸前，后面的辅助练习者把阻力圈两端套在孩子的脚踝上，拉伸阻力圈使孩子左右腿两侧的受力相同；其次，把阻力圈压在垫上固定住，让孩子两腿并拢，完成屈膝动作，幅度尽可能做到最大，肌肉用力收缩时吸气，放松还原时呼气，连续进行 10～12 次的练习。这一练习可以有效增强孩子臀大肌、腘绳肌的力量，有助于骨盆前倾问题的解决。

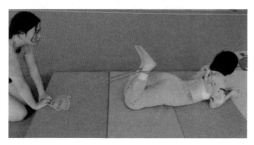 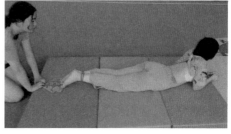

图 3-37 准备动作　　　　　　　　　图 3-38 练习动作

（5）动作五。如图 3-39 所示，把瑜伽柱放在垫子上，在瑜伽柱上放一个软垫（但不要太软、太厚），以免孩子因压痛难以适应。让孩子向右侧卧于瑜伽柱上，把后背倾斜角最大位置的侧后方放置于瑜伽柱的弧顶，由于重力的作用，瑜伽柱会向脊柱施加一个左前方的力。这样不仅会使脊柱向左侧凸，还会使脊柱向右侧旋转，同时解决脊柱侧弯和旋转的问题。

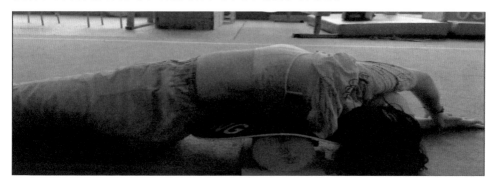

图 3-39 练习动作

（6）动作六。如图3-40所示，该动作需要在椅子上练习，椅子不要太高，也不要太低，要保证孩子坐在椅子上时腿部能够用上力。练习时，应侧对肋木坐在旁边，左手由头上伸展抓住肋木，右手在下抓住肋木，身体向右侧弯曲，脊柱呈左侧凸。吸气时，左手用力拉伸，右手用力推，臀部保持稳定，脊柱尽最大努力向左侧凸，使右后侧充分挤压，尽量少进气，同时胸椎向左侧微微旋转，保证胸腔左侧和右前侧进入更多的气体；呼气时，脊柱右侧肌肉主动收缩。该动作需要连续进行 10 ～ 12 次。

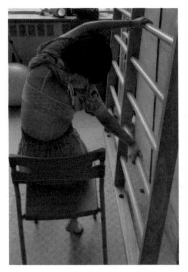

图 3-40　练习动作

（二）"S"型侧弯矫治的整个流程

1. 体态评估

如图3-41所示，与前面的体态评估方法相同。评估结果发现，孩子存在骨盆侧倾、骨盆前倾、平背、O型腿的身体姿态问题。"骨盆侧倾"左侧低右侧高，说明躯干右侧的腰方肌、竖脊肌缩短，髋部右侧的内收肌群、左侧的外展肌群、臀中肌、臀小肌、梨状肌缩短。"骨盆前倾"说明维持孩子骨盆平衡的前后侧肌力不平衡，前侧的股直肌、髂腰肌处于紧张收缩状态，后侧的臀大肌、腘绳肌处于拉伸松弛状态。"平背"与脊柱侧弯密切相关，说明患者脊柱侧弯时间较长，脊柱已经发生代偿。"O型腿"说明患者两腿内外两侧肌力不平衡。

受检人信息：

姓名：***　　　　　　性别：女

年龄：17 岁

测试时间：2022 年 7 月 16 日

测评结果：

1. 骨盆侧倾（左低右高）；

2. 平背；

3. 骨盆前倾；

4. O 型腿

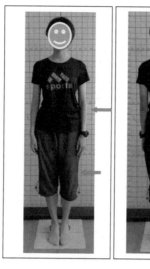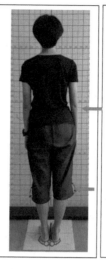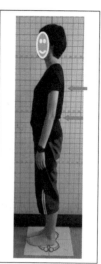

图 3-41　身体姿态评估

2. 躯干旋转角度测量和长短腿评估

　　将躯干旋转角度测量尺水平放置于孩子后背体表，由颈椎依次向下检测脊柱两侧倾斜角的最大处，发现胸椎倾斜角度最大位置，如图 3-42 所示，倾斜角为 6°；腰椎倾斜角度最大位置，如图 3-43 所示，倾斜角达到 16°。骨盆侧倾会导致长短腿，长短腿也会导致骨盆侧倾，为了查明骨盆侧倾的原因，应对孩子的两条腿长进行评估。评估方法为：让孩子放松，呈一条直线趴在垫子上（身体一定要放松，可以让孩子在垫子上先滚动身体，充分放松后再评估，否则会影响评估结果），两腿并拢，脚背着地，如图 3-44 所示。评估发现女孩存在长短腿的情况，左腿短右腿长，结合前面身体姿态评估结果为"骨盆侧倾"左低右高，分析可得出是因为右侧的腿长导致了骨盆侧倾。

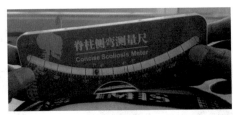

图 3-42 胸椎最大倾斜角

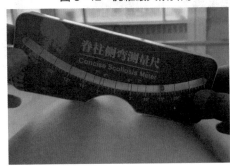

图 3-43 腰椎最大倾斜角

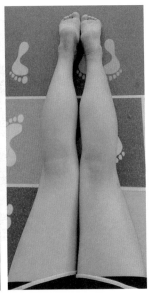

图 3-44 长短腿评估

3. 看 X 线片

如图 3-45 所示，由 X 线片可见，此女孩属于典型的"S"型脊柱侧弯，经过测量，女孩的腰弯 Cobb 角达到 46°，胸弯 Cobb 角达到 29°，椎体形状规整，没有畸形椎体，属于功能性脊柱侧弯。结合上面的身体姿态评估结果、躯干旋转角度测量及长短腿评估结果，可以推测出这个女孩的脊柱侧弯可能是因为长短腿导致骨盆侧倾，骨盆侧倾导致脊柱侧倾。因为躯干向左发生侧倾后会导致重心不稳，人体为了稳定重心，产生代偿——上体向右侧弯曲，久而久之形成腰弯。腰弯形成后，上体会向右侧倾，上体为了人体平衡，再次产生代偿——胸椎段以上向左侧倾倒，形成胸弯，最终形成"S"型侧弯。所以，经过分析会发现，长短腿是脊柱侧弯的元凶，因此，医生在矫治时一定要考虑长短腿的解决方案，才能使矫治事半功倍。另外，由于胸弯是因为腰弯代偿而导致的，所以矫治中应把腰弯的矫治作为重点。

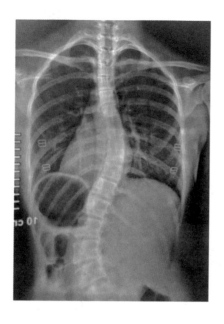

图 3-45 X 线片

4. 设计运动矫治动作，并教会孩子

根据孩子脊柱侧弯的类型和背部倾斜角的最大位置设计矫治动作。下面以 17 岁女孩为例，由易到难做动作分析。

（1）动作一。如图 3-46 和图 3-47 所示，首先，要在一面墙或肋木前 10 ～ 15cm 处摆放两块瑜伽砖，没有瑜伽砖可以用其他物品代替，但不要太软，踩在上面不能发生很大的形变，高度要控制在 10 ～ 15cm。让孩子左脚踩在瑜伽砖上，右脚悬空，两手扶墙，而后右脚用力往下踩，左腿保持伸直，两手维持身体稳定。右脚向下蹬伸的过程中用力吸气，放松的过程中呼气，连续进行 10 ～ 12 次的呼吸练习。这一动作是为矫正骨盆侧倾而设计的，女孩因为右腿长导致右侧骨盆抬高，而由于女孩年龄的原因，再解决长短腿的问题是非常困难的。这一动作可以有效把右侧骨盆拉低，促使向左凸的腰弯向右侧凸，进而向上影响到胸椎，促使向右凸的胸椎向左凸。

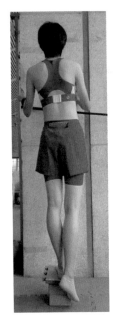 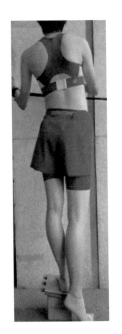

图 3-46　练习动作　　图 3-47　练习动作

　　为了避免长短腿后续对女孩骨盆及脊柱侧弯的影响，女孩要在日常生活中左脚穿的鞋内垫双层鞋垫，右脚穿的鞋中不垫鞋垫（有的孩子觉得这样的方法不舒服，也可以在左脚穿的鞋子鞋底使用具有一定厚度的胶垫，胶垫的厚度可以比两腿的长度差大 5 ～ 10mm），通过有意抬高低侧骨盆完成矫正，采用这样的方法维持日常骨盆的平衡，发挥矫治的作用。

　　（2）动作二。如图 3-48 所示，把瑜伽柱放在垫子上，如果感觉瑜伽柱高度不够，可以在瑜伽柱下面垫一个比瑜伽柱略宽的板，高度应根据孩子柔韧性的发展而增加。瑜伽柱上放一个软垫（但不要太软、太厚），以免孩子因压痛难以适应。让孩子左侧腰部卧于瑜伽柱上，把腰部倾斜角最大位置的侧后方放置于瑜伽柱的弧顶，由于重力的作用，瑜伽柱会对腰椎施加一个向右前方的力，这样不仅会使腰椎向右侧凸，还会使脊柱向左侧旋转，同时解决脊柱侧弯和旋转的问题。呼吸时一定要做到深呼深吸，并连续进行 10 ～ 12 次的呼吸练习。

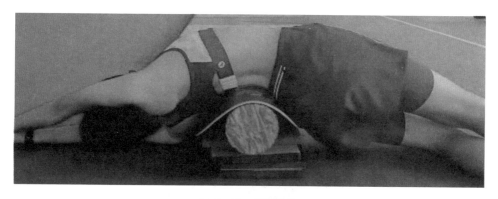

图 3-48　练习动作

（3）动作三。如图 3-49 所示，首先让孩子俯卧于垫子上，身体呈一条直线，两手向前自然伸展，后面的辅助练习者把阻力圈两端套在孩子的脚踝上，拉伸阻力圈使左右腿两侧的受力相同，而后把阻力圈压在垫上固定，让孩子两腿并拢，完成屈膝动作。动作幅度尽可能做到最大，肌肉用力收缩时吸气，放松还原时呼气，连续进行 10 ～ 12 次。这一动作的目的是矫治骨盆前倾的问题。

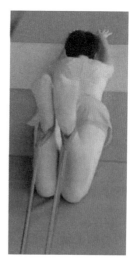

图 3-49　练习动作

（4）动作四。如图 3-50 所示，让孩子屈膝侧坐在垫子上，双腿放在左侧臀部下方，这样就会把左侧骨盆垫高，左高右低的骨盆可以有效促使左凸的腰椎向右凸，进而向上影响。上体为了保持平衡，会促使右凸的胸椎向左凸，左手按在左侧腰部倾斜角最大位置的侧后方，向右前方用力按压，右手放在肩上，有意向下压，下压右肩可以促使胸椎向左侧凸，特别是在吸气时，左手一定要用力向右前方按压，右手和右肩向下用力压，这样可以使胸腔左侧进入更多的气体，使腰部右侧压力增大，有助于脊柱侧弯的矫治。

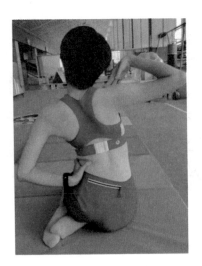

图 3-50　练习动作

（5）动作五。如图 3-51 所示，该动作需要在椅子上练习，练习者要距离肋木 30 ～ 40cm，侧对肋木坐在旁边，坐时故意把左侧臀部抬高，使骨盆向右侧倾斜，这样可以使左凸的腰椎自然向右。左手屈肘放在肋木上，高度比肩略高，上体向左侧倾斜，左肘下压，这样可以把凹陷的胸椎打开；右手屈肘放在肩上并下压，这样可以促进胸椎左凸；吸气时，左肘和右肘都用力下压，保证左侧胸腔充分打开，尽量多进气，右侧胸腔充分挤压，尽量少进气，左侧臀部用力向上抬，使腰部左侧腹腔充分挤压，右侧腹腔充分打开；呼气时，右肘用力下压，使胸椎右侧肌肉主动收缩，左侧臀部用力上抬，使腰椎左侧肌肉用力主动收缩。该动作需要连续进行 10 ～ 12 次。

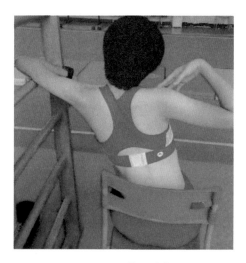

图 3-51　练习动作

由以上典型的两类脊柱侧弯的矫治流程可见，评估是矫治的前提，动作 +
呼吸是运动矫治的核心。动作主要是通过让脊柱侧弯患者自主牵伸和侧移，使
脊柱变直或反向侧弯，然后通过呼吸的配合将凹侧顶出，呼气时收缩肌肉，使
肌肉逐渐地形成记忆，将脊柱保持在较直的位置。运动矫治训练法不仅可以有
效改善患者的肺活量，还可以减小脊柱侧弯的度数，促进患者背部凹凸两侧的
肌肉平衡，改善体表的对称度。但矫治动作需要根据孩子的脊柱侧弯情况进行
针对性的设计，不能照搬别人的动作来用。

第七节 支具＋运动矫治的重要意义

脊柱侧弯在生长发育期发展较快的一个重要原因就是凹侧的椎体端因为持续受到挤压，生长缓慢，而凸侧的椎体端压力小，生长很快，这就会导致短时间侧弯角度增长较快，如图 3-52 所示，而支具恰恰可以有效解决这个问题。支具治疗脊柱侧弯的生物力学原理和效果已经得到广泛认可，骨骺（骨骼不断生长的中心）所受压力增加，骨的生长就会受到抑制；骨骺所受压力减小，骨的生长就会加速。利用支具矫治脊柱侧弯的生物力学原理就是使顶椎区椎体凹侧的生长负载减小，从而刺激凹侧区椎体的生长，解决脊柱各个椎体的非对称承重和生长，这就是支具矫正最根本的原理。所以，对于结构性脊柱侧弯的患者来说，无论 Cobb 角度数大小，都应该佩戴合适的支具，否则很难使凹侧的椎体长时间处于低压状态。如果不佩戴支具，重力的存在会使人体的重量在椎体上分布不均，导致椎体发育一侧厚、一侧薄，脊柱侧弯就会不断加重。生长发育期是脊柱侧弯发展最快的时期，也是矫治的最佳时期，这一时期的支具＋运动矫治往往可以达到事半功倍的效果，如图 3-53 所示。这是因为支具可以有效改变椎体两侧的压力，使凹侧（椎体薄的一侧）压力减小，增长速度加快，凸侧（椎体厚的一侧）压力增大，增长速度放缓，逐步使椎体成长恢复正常，最终使脊柱恢复正常的生理曲度。但长期的支具压迫会使肌肉萎缩、关节僵化，胸腔内器官的功能也会受到很大的影响，特别是肺功能。运动矫治一方面可以减少支具对内脏器官功能的影响，另一方面可以有效强化身体功能，解决肌肉的不平衡问题，防止去除支具后的脊柱侧弯反弹。

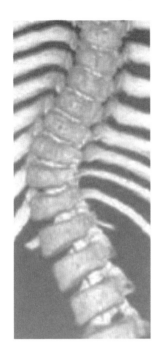 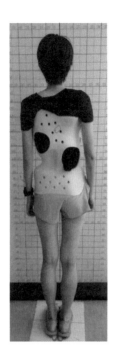

图 3-52　侧弯角度增长较快　　　图 3-53　支具＋运动矫治

参考文献

[1] 韦春德，应有荣，王刚. 青少年脊柱侧弯 64 个为什么［M］. 北京：中国中医药出版社，2019.

[2] 于晓玲，黄泰安，贺晓英. 18 例特发性脊柱侧弯背伸肌超微结构观察［J］. 沈阳部队医药，1997，10（2）：168-169.

[3] 苗欣. 艺术体操运动员脊柱侧弯特征及椎旁肌功能变化的研究［D］. 北京：北京体育大学，2013.

[4] 张强. 青少年特发性脊柱侧弯研究国外进展［J］. 中国矫形外科杂志，2009，17（15）：1184-1187.

[5] 柯扬，刘汝落. 青少年脊柱侧弯流行病学研究进展［J］. 中国矫形外科杂志，2009，17（13）：990-994.

[6] 彭雪华，何玲，朱铭，等. 脊柱侧弯影像检查的临床评价［J］. 重庆医科大学学报，2009，34（10）：1421-1424.

[7] 侯明明，于维良. 特发性脊柱侧弯病因学及相关动物模型研究［J］. 国际外科学杂志，2006，33（2）：118-121.

[8] 汪学松，吴志宏，王以朋，等. 三维有限元法构建青少年特发性脊柱侧弯模型［J］. 中国组织工程研究与临床康复，2008，12（44）：8610-8614.

[9] 康学文，王栓科，陈向东. 不同类型青少年脊柱侧弯支具治疗疗效观察［J］. 中国矫形外科杂志，2008，16（1）：70-71.

[10] 王金祥，胥振阳，李晓辉，等. 脊柱侧弯畸形对肺功能的影响分析［J］. 中国呼吸与危重监护杂志，2011，10（1）：80-82.

[11] 郝冉，吴志宏，韩江娜. 脊柱侧弯对呼吸功能的影响［J］. 中国医学科学院学报，2011，33（1）：102-106.

[12] 游国鹏. 青少年特发性脊柱侧弯患者运动功能的生物力学研究［D］. 上海：上海体育学院，2010.

[13] 朱建英，高德华，陈建芳，等. 呼吸操锻炼对脊柱侧弯患儿术前肺功能的影响［J］. 中华护理杂志，2003，50（5）：24-26.

[14] 刘帆. MR 三维曲面重建在脊柱侧弯诊断中的应用价值［D］. 长春：吉林大学，2009.

[15] 杨宁，徐盼. 运动干预青少年脊柱侧弯 Cobb 角的变化［J］. 中国组织工程研究，2013，17（22）：4161-4168.

[16] 崔泰铭，陈胤，王健. 青少年特发性脊柱侧弯发病机理的研究进展［J］. 中国

学校卫生，2007，28（9）：856–859.

[17]　赵检，杨明园，李超，等.青少年特发性脊柱侧凸的病因学研究进展［J］.中国矫形外科杂志，2015，23（15）：1383–1387.

[18]　王航平，孙振武，王廷华，等.昆明市青少年特发性脊柱侧凸患病率及相关因素分析［J］.中国学校卫生，2018，39（12）：1851–1854.

[19]　冯强，周誉.脊柱测量尺和 Spinal Mouse 脊柱测量仪测量胸椎后凸角、腰椎前凸角的信度和效度［J］.中国运动医学杂志，2017，36（2）：150–155.

[20]　陈涛，黎观保，梁科友，等.脊柱—骨盆矢状面平衡及其在脊柱疾病治疗中的作用［J］.中国组织工程研究，2013，17（13）：2423–2430.

[21]　李卫平，王志勇，宋斌，等.不同时期广州市青少年儿童脊柱侧凸患病率调查［J］.中国组织工程研究与临床康复，2010，14（46）：8712–8716.

[22]　蒋玉梅.青少年异常身体姿势现状的特征分析［J］.北京体育大学学报，2010，33（10）：61–64.

[23]　晏静.石家庄市新华区小学生脊柱形态的研究［D］.石家庄：河北师范大学，2017.

[24]　邓万霞，张金枝，杜锐，等.襄阳市区中小学生脊柱弯曲异常现状及影响因素分析［J］.中国校医，2016，30（4）：285–287.

[25]　贺元，关炳瑜，王晓锋，等.西宁市在校初中生青少年特发性脊柱侧凸发病率的调查研究［J］.青海医药杂志，2018，48（4）：69–71.

[26]　缪国忠.中国儿童青少年脊柱侧凸筛查方法与患病率调查研究［J］.疾病预防控制通报，2016，31（1）：11–14，27.

[27]　姜梦晶.自编瑞士球操干预大学生特发性脊柱侧凸的研究［D］.杭州：杭州师范大学，2013.

[28]　康照飞.核心力量练习对青少年脊柱机能的影响研究［D］.苏州：苏州大学，2015.

[29]　郭险峰，元帅霄，李旭.悬吊运动训练对成人特发性脊柱侧弯慢性腰背疼痛的康复效果［J］.中国康复理论与实践，2010，16（8）：716–719.

[30]　傅涛，厉彦虎，刘兴康，等.脊柱健康操纠正中学生脊柱不良姿态效果评价［J］.中国学校卫生，2018，39（9）：1377–1380.

[31]　张亚明.青少年轻度特发性脊柱侧弯的矫正动作研究［D］.石家庄：河北师范大学，2015.

[32] 缪荣明，范春江，李刚.青少年特发性脊柱侧凸的干预［J］.中国疗养医学，2018，27（10）：1031–1033.

[33] 田小燕.形体训练对矫治青少年不良体态的理论依据及方法［J］.淮阴工学院学报，2002（6）：69–70，86.

[34] 李园园.核心稳定性训练对发展普通驼背大学生躯干力量矫正驼背的实验研究［D］.太原：太原理工大学，2014.

[35] 李盼.普通大学生身体不良姿态调查与干预研究：以圆肩、颈部前倾为例［D］.西安：西安体育学院，2016.

[36] 冯强，周誉.功能训练对青少年过度胸椎后凸干预效果的研究［J］.中国体育科技，2016，52（6）：51–57，80.

[37] 陆健强.韦以宗十三功治疗上交叉综合症的疗效观察［D］.广州：广州中医药大学，2016.

[38] 冯强，江崇民，周誉，等.青少年脊柱形态与功能对非特异性腰背疼痛的影响［J］.北京体育大学学报，2016，39（9）：57–62.

[39] 姜横.青少年特发性脊柱侧凸两侧椎旁肌的不平衡及其形成机制研究［D］.上海：第二军医大学，2017.

[40] 吴亮，邱勇，王斌，等.脊柱侧凸椎旁肌肌纤维不对称性分布的研究［J］.脊柱外科杂志，2004，2（5）：276–279.

[41] 王渭君，邱勇.青少年特发性脊柱侧凸发病机制研究进展［J］.中国矫形外科杂志，2005，16（5）：60–62.

[42] 陈玘.乒乓球运动员脊柱侧弯现状及原因分析［D］.上海：上海体育学院，2017.

[43] 李立，陈玉娟，贾富池，等.石家庄 3 所高校大学生不良体态现状［J］.中国学校卫生，2019，40（7）：1099–1101.

[44] 田沛茹，任兴全.高中生脊柱侧弯疑似症状检出率及相关因素 logistic 回归分析［J］.吉林医药学院学报，2016，37（1）：30–33.

[45] 王琨，白爱利，李小生，等.不同坐姿下腰部负荷及竖脊肌活动的生物力学研究［J］.西安体育学院学报，2008，25（1）：67–72.

[46] 张睿.二郎腿常跷 身体可吃不消［J］.江苏卫生保健，2018，21（9）：24.

[47] 牟清华，尚建霜.腰椎间盘突出症患者的康复护理指导体会［J］.世界最新医学信息文摘，2017，17（8）：220，223.

[48]　徐永峰，张丽.太极拳练习对大学生肩颈腰背疼痛的改善效果评价［J］.中国学校卫生，2019，40（7）：994-996，1000.

[49]　涂世利.两种不同背包方式行走对小学生身体姿态的影响研究［D］.成都：成都体育学院，2017.

[50]　王敏，陆阿明，张秋霞，等.青少年背包与脊柱形态异常及背痛研究综述［J］.首都体育学院学报，2016，28（2）：188-192.

[51]　何丽苹，付燕，但勇.八段锦对大学生脊柱活动度干预效果评价［J］.中国学校卫生，2019，40（4）：590-592.

[52]　徐弘洲，宋永伟.平乐平脊疗法治疗青少年特发性脊柱侧弯60例［J］.中国中医药现代远程教育，2018，16（16）：124-127.

[53]　肖杰，解京明，李韬.特发性脊柱侧弯患者肩平衡的研究进展［J］.医学综述，2014，20（1）：93-97.

[54]　仇铁英，王卫星，谭晓菊.有氧联合阻抗运动对脊柱侧弯术后康复的效果评价［J］.中国实用护理杂志，2019，35（4）：246-249.

[55]　岳煜，宋相建，徐宏辉，等.青少年特发性脊柱侧凸患者结束支具治疗后侧凸进展的危险因素分析［J］.颈腰痛杂志，2019，40（1）：67-69.

[56]　黄茹，陈景洲，徐艳文，等.核心肌群肌力训练对腰椎压缩性骨折引起的疼痛影响分析［J］.中国疼痛医学杂志，2016，22（12）：947-948.